Schirner Verlag

SUSANNE HÜHN

Lass Ängste nicht **dein Leben** bestimmen

Wie du selbstbestimmt und frei deinen Weg gehst

Schirner Verlag

Wir verzichten auf das Einschweißen unserer Bücher – **UNSERER UMWELT ZULIEBE!**

ISBN Printausgabe 978-3-8434-1504-0
ISBN E-Book 978-3-8434-6492-5

Susanne Hühn:
Lass Ängste nicht dein Leben bestimmen
Wie du selbstbestimmt und frei deinen Weg gehst

Umschlag: Simone Fleck, Schirner, unter Verwendung von # 1087011257 (© Flaffy) und # 1793385796 (© Valentina Razumova), www.shutterstock.com
Layout: Simone Fleck, Schirner
Lektorat: Claudia Simon, Schirner
Printed by: Ren Medien GmbH, Germany

www.schirner.com

1. Auflage März 2022

Inhalt

Für meine geliebten Eltern.
Ruht in Frieden,
und feiert im Himmel.
Für meine Mutter, den Engel,
den ich bei mir spüre,
und für meinen Vater,
dessen Kraft ich zwischen den
Schulterblättern fühle.
Für euch ist dieses Buch.
Ihr fehlt.

Und für dich.
Ich sehe dich.

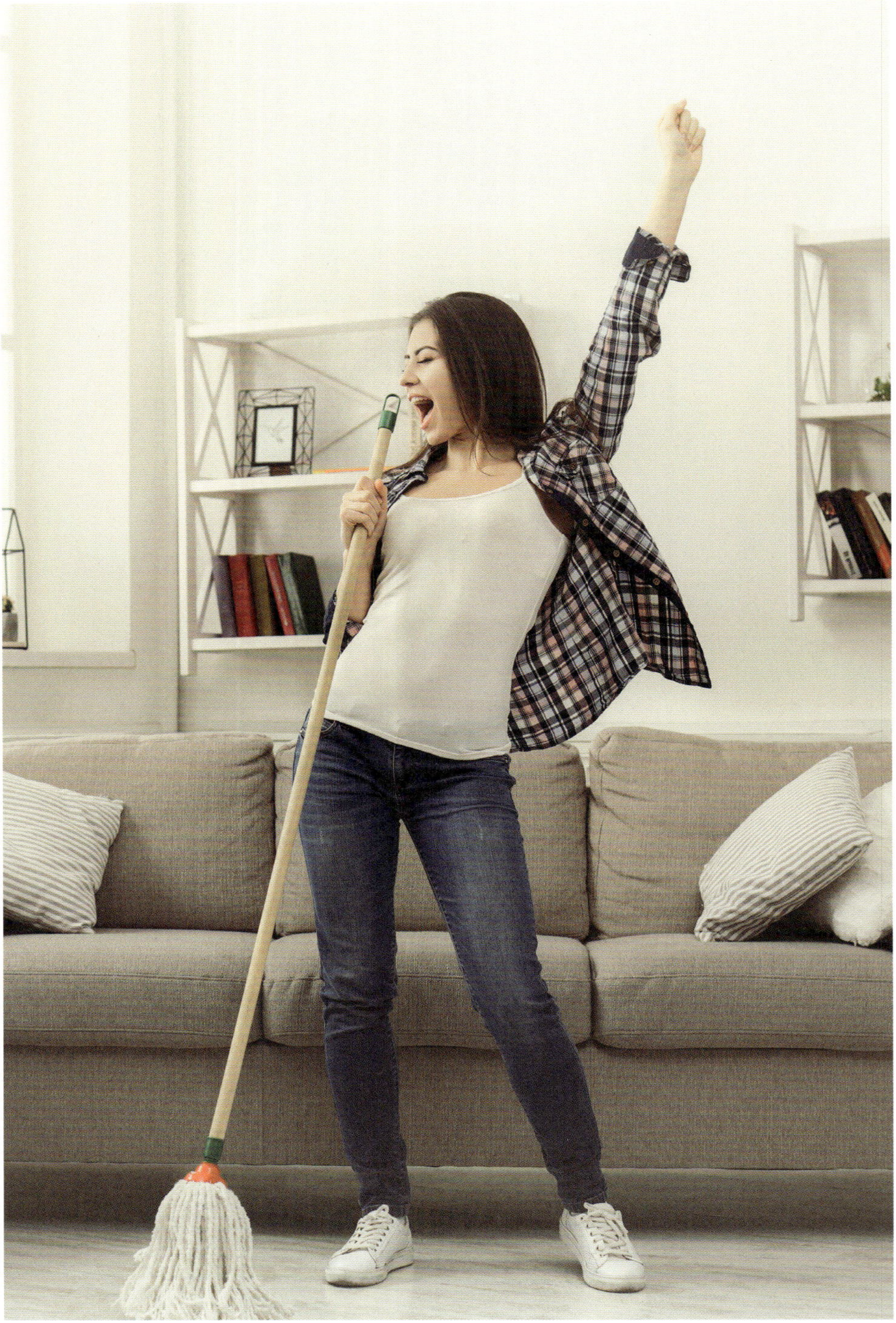

Vorwort

Wenn du dieses Buch in den Händen hältst, dann hast du dich vermutlich schon mit einigen Ängsten herumgeschlagen oder dir liegt jemand am Herzen, der es tut. Ich muss dir also nicht erklären, wie sehr Angst das Leben bestimmen und uns ausbremsen kann. Du hast vielleicht auch schon einiges getan, um deine Ängste in den Griff zu bekommen oder einem anderen Menschen dabei zu helfen.

Wir reden in diesem Buch zunächst ein wenig über Angst – für diejenigen unter euch, die sich bislang noch nicht oder nur wenig damit befasst haben. Doch dann schauen wir gleich, wie wir das Angebot des Titels einhalten können. Wir müssen nicht im Detail wissen, was Angst ist, denn das spüren wir jeden Tag. Wir brauchen Informationen darüber, was uns hilft, ihr nicht unangemessen viel Raum zu geben. Vieles von dem, was dir helfen könnte, kennst du sicher schon.

Du weißt bestimmt, dass du, wenn du Angst hast, …

- singen kannst, damit sie aufhört, weil du durch das Singen Gehirnteile aktivierst, die keine Angst kennen.
- dich der Angst stellen solltest, weil du ihr damit die Macht über dich und dein Verhalten nimmst.
- an deinen Glaubenssätzen arbeiten solltest, damit du dich nicht selbst in Angst und Schrecken versetzt durch das, was du dir an Horrorszenarien ausmalst.
- lernen solltest, deinen Körper zu entspannen und tief zu atmen, denn wenn du entspannt bist, kannst du keine Angst entwickeln.

- dein Inneres Kind in Sicherheit bringen musst, damit es nicht ständig Angst hat, verletzt zu werden oder zu versagen.
- nicht an deiner Angst stirbst, sondern weiteratmen und sie wie eine Welle über dich hinwegbrausen lassen kannst.

Was du aber nicht weißt, sonst würdest du dieses Buch nicht lesen, ist, wie du all diese Ideen umsetzen kannst. Es ist, als wäre in dir niemand zu Hause, der tun kann, was dir hilft. Die Angst besetzt deine Innenwelt und erlaubt keine Götter neben sich.

Ich zeige dir in diesem Buch, wie du dein inneres Team, bestehend aus deinen dir innewohnenden Kräften, zu dir zurück nach Hause holst und dein Leben zurückeroberst. Dann kannst du das sprichwörtliche Stroh der Angst zum Gold des Lebensmutes spinnen.

Einen Trick gegen Angst verrate ich dir gleich: Stelle dir einfach vor, du trägst eine Stirnlampe. Immer dann, wenn du dich unsicher fühlst, schalte bewusst die Stirnlampe ein. Dadurch aktivierst du den präfrontalen Cortex hinter der Stirn, den Gehirnbereich, der bewusst und analytisch denken kann, anstatt wie der hintere Gehirnbereich irrationale Ängste zu produzieren.

Damit du weißt, dass ich ganz bei dir bin, hier ein paar Sätze über meine eigenen Erfahrungen mit Angst: Meine geliebte, im Jahr 2020 verstorbene Mutter war zeit ihres Lebens eine Angstpatientin. Sie hat mich mit ihrer Angst oft zur Weißglut und zum Weinen gebracht. Ich war ihrer Angst gegenüber vollkommen machtlos und konnte ihr nicht helfen. Zugleich musste ich das für sie tun, was sie selbst nicht konnte, meiner jugendlichen Meinung nach aber hätte können müssen. Erst als sie alt wurde, war ich in der Lage, anzuerkennen, dass sie sich nicht einfach anstellte, sondern vieles wirklich nicht konnte, und dafür bin ich sehr dankbar. So konnte die Liebe endlich fließen, und eine gewisse Art von Nähe war möglich.

Eine enge Familienangehörige leidet ebenfalls unter starker Angst, und ich fühle mich daran gescheitert, sie zu retten. Ich habe Männer geliebt, deren Angst sie daran hinderte, sich auf eine Liebesbeziehung einzulassen, und ich selbst habe mich oft ausgebremst, weil mir die Angst vor Beschämung verbot, zu tun, wonach mein Herz rief.

Ich weiß also, was Angst anrichten kann, und deshalb wollte ich dieses Buch erst gar nicht schreiben. Es tut einfach zu weh und macht mich in meiner Hilflosigkeit zu wütend. Ich weiß nämlich auch, dass ich andere Menschen nicht von ihrer Angst befreien kann. Daran bin ich fast zerbrochen. Aber eben nur fast. Denn um mit der Angst meiner geliebten Menschen umgehen zu können, musste ich meine eigenen Kräfte entwickeln und mir ein inneres Sicherheitsnetz knüpfen. Damit mich meine Angst vor Beschämung nicht mehr lähmte, musste ich verstehen, wer in mir diese Angst hat und wie ich für ihn da sein kann. Denn es gibt in mir auch innere Anteile, die gar keine Angst haben, sondern beherzt und freudig das Leben bei den Hörnern packen wollen und können, wie es mein geliebter Vater immer zu sagen pflegte und auch tat. Wie ich diesen Anteilen Handlungsspielraum geben und gleichzeitig liebevoll mit den ängstlichen Anteilen umgehen kann, habe ich in vielen Jahren gelernt.

Ich teile hier mein Wissen von Herzen gern mit dir, voller Mitgefühl und Hochachtung.

Einleitung

Angst ist anstrengend und lähmt uns. Weil das Leben jedoch nun einmal beängstigend ist, können wir nicht so tun, als gäbe es nichts zu fürchten. Unser Körper weiß, dass er krank werden und Schmerzen erleiden kann. Er weiß, dass er eines Tages sterben wird, nur nicht, wie. Die große Unbekannte, Zeitpunkt und Art unseres Todes, steht mit der Geburt im Raum, und allein das ist Grund genug für Lebensangst. Unser Herz weiß, dass wir geliebte Menschen, Tiere und unsere Heimat verlieren können. Unser Verstand weiß, dass wir auf vielerlei Weisen scheitern können. Angst zu haben, ist also vollkommen gerechtfertigt, und deshalb haben wir Respekt und Mitgefühl schon allein dafür verdient, dass wir uns mal mehr, mal weniger mutig dem Leben und seinen Anforderungen stellen.

Angst zu empfinden, ist normal und menschlich. Doch wir dürfen lernen, dieser Angst nicht automatisch zu folgen. Denn gleichzeitig sind wir bestens vor lähmender Angst gewappnet, wenn wir unsere Kräfte kennen und ein gewisses Urvertrauen nicht nur in das Leben, sondern besonders in uns selbst entwickelt haben.

Wieso haben wir überhaupt Angst? Angst ist zunächst einmal etwas Gutes, deshalb können wir sie auch nicht loswerden. Sie ist ein starker Impuls aus dem Gehirn, der bestimmte Hormone freisetzt, durch die wiederum alle Notfallreserven aktiviert werden. Diese Freisetzung von Kräften ermöglicht dem Körper eine lebensrettende Reaktion.

Wieso aber fühlt sich Angst so schrecklich an? Weil sie sonst keinen Sinn ergäbe. Angst ist wie Schmerz als Signal gemeint, als deutlicher, notwendiger Hinweis auf eine echte Gefahr. Sie muss also unangenehm sein.

Wenn wir verstehen, dass Angst ein lebensrettender Impuls ist, können wir sie als das Geschenk sehen, als das sie gemeint ist: Wenn wir Angst spüren, will uns unser System darauf aufmerksam machen, dass wir in Gefahr sind, und es reagiert entsprechend. So einfach ist das. Angst zu haben, ist ursprünglich nur als Ausnahmesituation gedacht, die uns durch entsprechende innere Reaktionen ermöglicht, uns schleunigst in Sicherheit zu bringen. Wenn es zum Dauerzustand wird, läuft etwas Grundlegendes falsch – und das dürfen wir ändern.

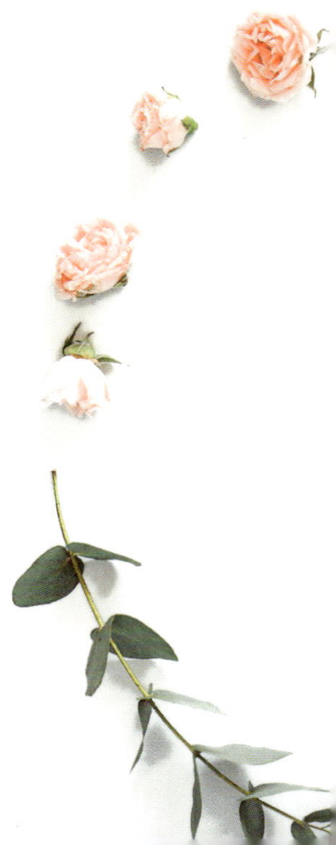

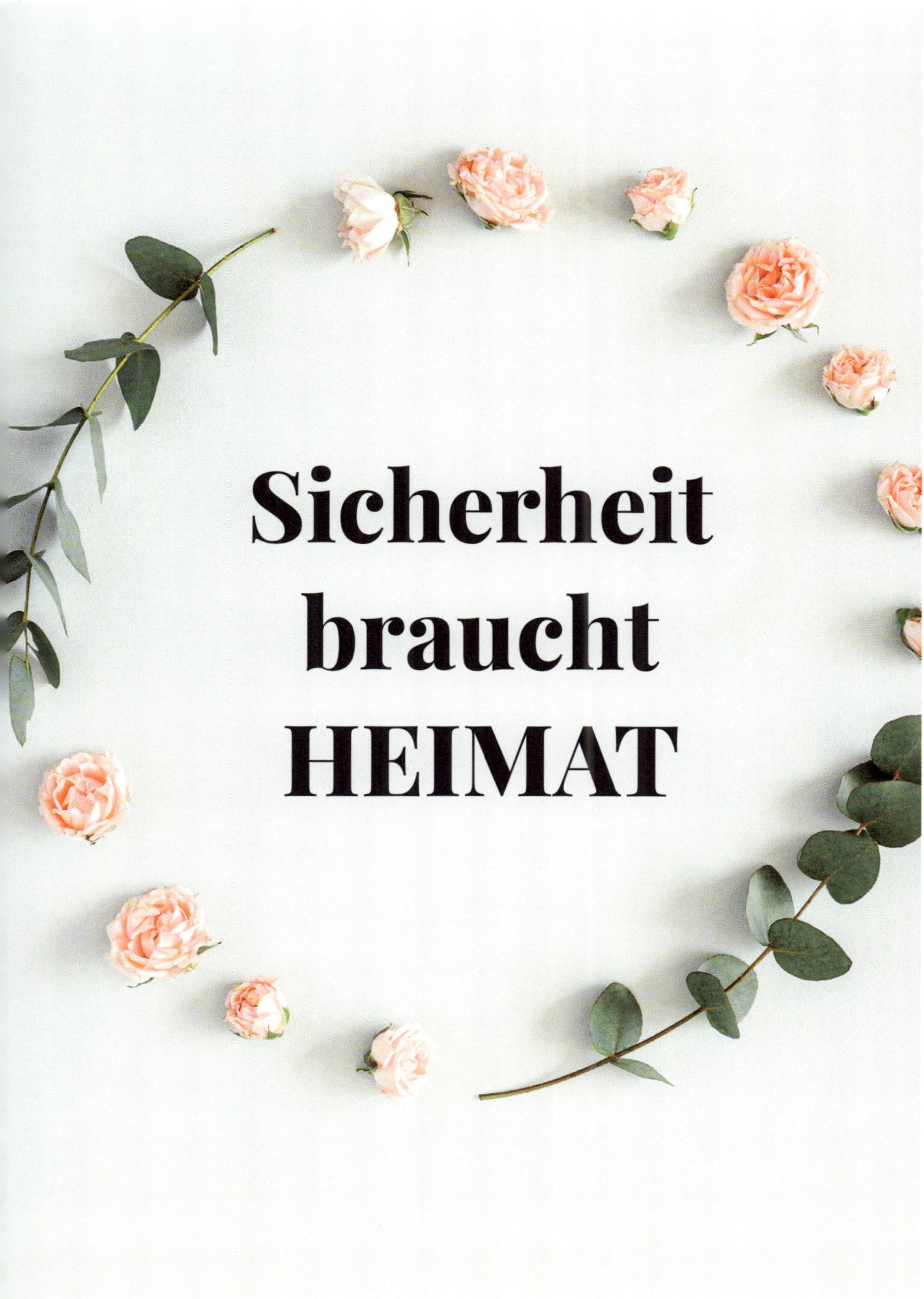

Sicherheit braucht HEIMAT

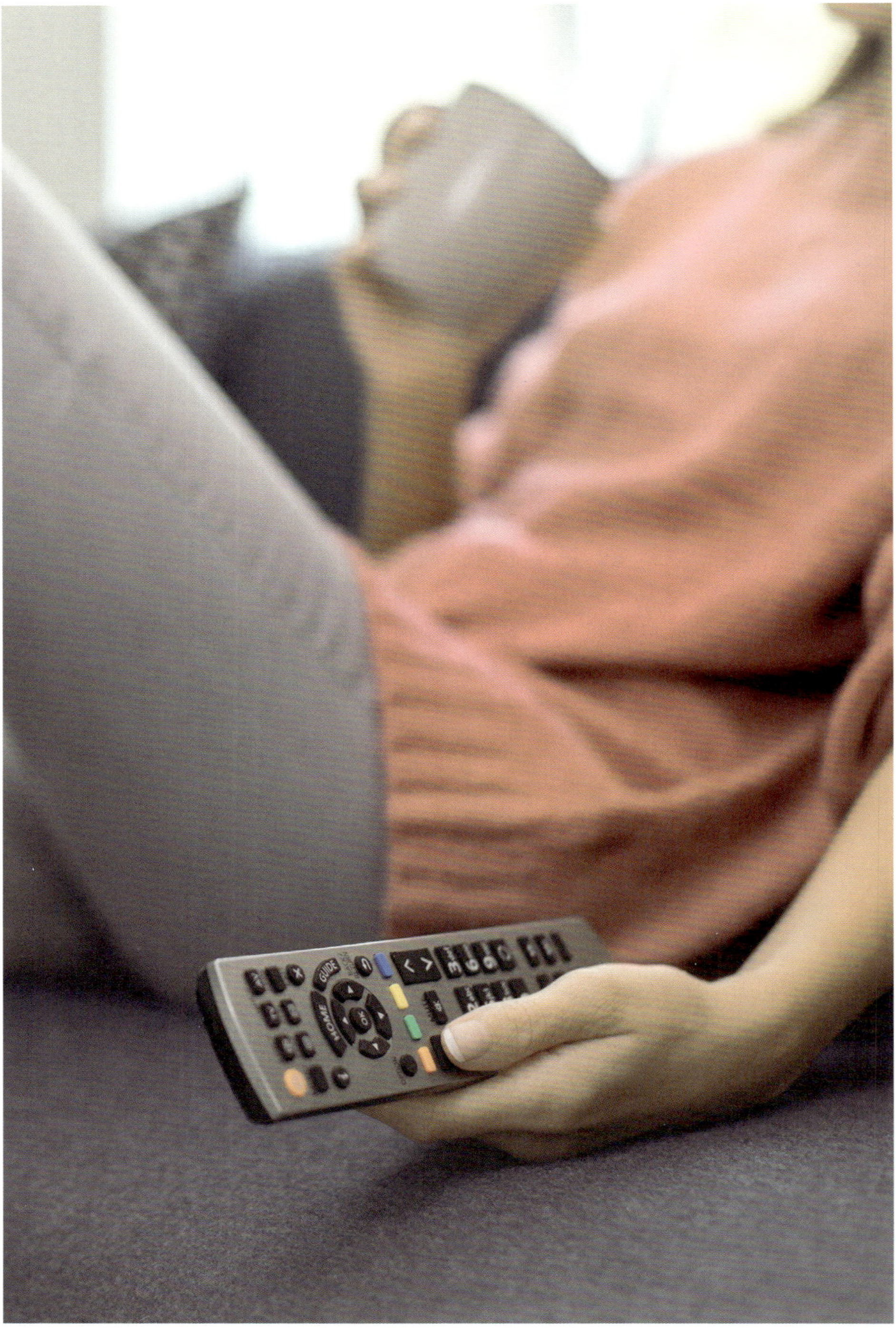
GUIDE
HOME
OK

Kontrolle erzeugt SICHERHEIT

Worauf reagieren wir eigentlich mit Angst? Es ist immer der Kontrollverlust über das, was mit uns geschieht, und die damit einhergehende Ohnmacht und Handlungsunfähigkeit. Ob wir als Kind erleben, dass unsere Mutter nicht kommt, wenn wir Hunger haben, obwohl wir entsprechende Signale geben. Ob wir der Willkür elterlicher Bestrafung ausgesetzt sind. Ob wir befürchten müssen, unseren Job zu verlieren, oder wir merkwürdige körperliche Symptome an uns feststellen … Immer dann, wenn wir das Gefühl haben, die Kontrolle über das Geschehen zu verlieren und nichts für unsere Sicherheit tun zu können, schlägt unser Angstzentrum Alarm. Das ist auch richtig so, denn Kontrollverlust kann schnell Lebensgefahr bedeuten.

Als Baby erleben wir das direkt und unmittelbar: Die einzige Art, wie wir in diesem Alter kontrollieren können, dass wir gefüttert werden, ist, indem wir auf uns aufmerksam machen. Bleiben wir erfolglos, verhungern wir. Wir erleben uns also als äußerst verletzlich. Du kannst dir sicher vorstellen, dass du diese Verletzlichkeit immer dann erneut spürst, wenn du die Kontrolle über das, was mit dir geschieht, zu verlieren glaubst oder wirklich verlierst.

Es ist in der Psychologie sehr gut erforscht, dass wir mit jeder Situation besser umgehen können, wenn wir ein Gefühl von Kontrolle haben. Sei es, indem wir zum Beispiel ein gewisses Verhaltensmuster beim Gegenüber erkennen oder wir durch unser eigenes Verhalten bestimmte Reaktionen beim anderen hervorrufen. Sogar Gewaltopfer werden weniger traumatisiert, wenn sie das Gefühl von Kontrolle über die Situation behalten – wenn nicht äußerlich, dann geistig.

Wie ist das gemeint? Es gibt verschiedene Arten, die Kontrolle zu behalten, positive und negative. Bei der positiven Kontrolle übernehmen wir die Verantwortung für die Situation und gestalten sie. Bei der negativen Kontrolle versuchen wir, die Situation zu leugnen, weil wir nicht wissen, wie wir sie verantwortungsbewusst handhaben könnten. Wir überlassen die Verantwortung unserer gesunden, aber nur für Notfälle gedachten Fähigkeit der Verleugnung und Verdrängung.

Wie kannst du dir die verschiedenen Arten der Kontrolle vorstellen?

ÄUSSERLICH: Du hast die Macht und die Mittel, deine Umgebung zu kontrollieren. Positive äußere Kontrolle könnte sein: Du erziehst deinen Hund liebevoll und voller Verständnis für seine Bedürfnisse so, dass er dir gehorcht. Du bringst deine Kinder zu einer vernünftigen Zeit ins Bett. Du lässt den zweiten Schokoriegel liegen. Du zahlst deine Rechnungen. Du kümmerst dich um das seltsam klappernde Geräusch deines Autos.

Negative äußere Kontrolle wäre zum Beispiel: Du richtest deinen Hund mit Zwang und Strafe ab und verlierst dabei sein Wohlergehen aus den Augen. Du bittest deinen Partner, die Kinder ins Bett zu bringen, weil sie dir sowieso nicht gehorchen. Du isst drei Schokoriegel und übergibst dich anschließend, um sie wieder loszuwerden. Du öffnest die Rechnungen erst gar nicht, sondern legst sie in eine Schublade, damit du sie nicht sehen musst. Du machst die Musik beim Autofahren lauter, damit du das Klappern nicht hörst, oder du vermeidest es ganz, dich in dein Auto zu setzen. Negative Kontrolle erzeugt noch mehr Angst, als du bislang schon hast, denn etwas stimmt ja wirklich nicht und verlangt deine Fürsorge, deine Aufmerksamkeit und eine vernünftige, das Problem lösende Handlung.

INNERLICH: Negative innere Kontrolle auszuüben, bedeutet, das, was du denkst, fühlst und in dir wahrnimmst, zu ignorieren, zu unterdrücken oder es dir schönzureden. Statt dich selbst ernst zu nehmen und dir zuzuhören, verleugnest du deine innere Stimme, deine Bedürfnisse und deine Wünsche, um nach außen hin zu funktionieren. Das erzeugt Angst, denn dein Inneres muss dich auf deine inneren Vorgänge aufmerksam machen, ja, dich sogar dazu zwingen, dass du dir selbst zuhörst.

Wie sieht dagegen eine positive Art von innerer Kontrolle aus, bei der du die Verantwortung für dich selbst übernimmst? Du bist in der Lage, die Kontrolle über eine tatsächlich oder gefühlt nicht kontrollierbare Situation zu behalten, indem du frei entscheidest, welchen deiner Gedanken und Gefühle du Raum gibst und wie du handelst. Diese innere Kontrolle könnte sein: Du bist krank und entscheidest dich dafür, herauszufinden, was dir hilft. Du kannst deinen Hund nicht bändigen und beschließt, dir professionelle Hilfe zu holen. Du bist überfordert, weil du deine alten Eltern pflegen musst, und triffst ebenfalls die Entscheidung, dir Unterstützung zu suchen. Du wirst in den sozialen Medien gemobbt und fällst den Entschluss, deine Accounts zu löschen.

Die Fähigkeit, bewusste innere Kontrolle auszuüben und damit zu entscheiden, welchen deiner inneren Anteile du Handlungsspielraum gibst – der Angst oder deiner Fähigkeit zur kreativen

Problemlösung –, ist immer von deiner inneren Freiheit abhängig, flexibel und schöpferisch auf eine Situation zu reagieren.

Kontrolle ist also wichtig, damit wir in jeder Situation für unsere Sicherheit sorgen können. Die Frage ist, auf welche Weise wir Kontrolle über eine Situation behalten. Schauen wir uns noch eine weitere Situation an und spielen einmal alle Möglichkeiten durch: Du hast Schmerzen, die du nicht einordnen kannst. Unbekannte Schmerzen machen Angst, und das ist gut so, denn sie zeigen dir, dass etwas nicht stimmt und womöglich Handlungsbedarf besteht. Welche Möglichkeiten hast du, die Kontrolle über die Situation und damit über die innere Unruhe, die mit Angst einhergeht, wiederzuerlangen?

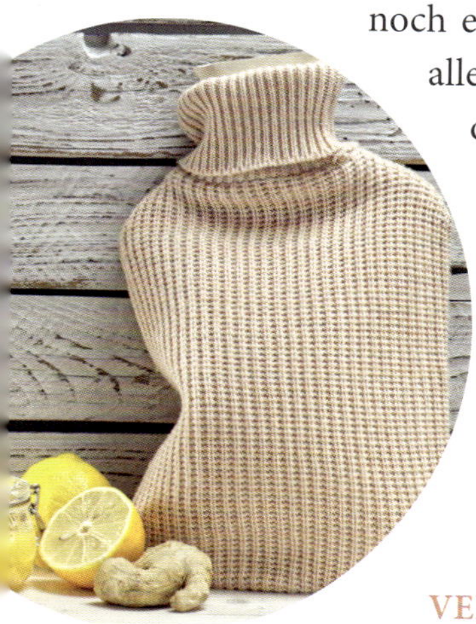

VERDRÄNGEN: Du nimmst ein Schmerzmittel und redest dir die Angst davor aus, dass etwas nicht stimmen könnte.

SICH WISSEN ANEIGNEN: Du durchforstest das Internet, um herauszufinden, was dein Schmerz bedeuten könnte und was du dagegen tun kannst. Du nimmst vielleicht Schmerzmittel, doch nicht, um den Schmerz zu ignorieren.

EXPERTEN FRAGEN: Du nimmst eventuell Schmerzmittel, gehst zum Arzt und lässt dir sagen, was du hast und was dir hilft.

DIE EIGENE INNERE STIMME HÖREN UND IHR VERTRAUEN: Du nimmst vielleicht Schmerzmittel, hörst in deinen Körper hinein und fragst ihn, was er hat und was er braucht.

Welche der Möglichkeiten du auch nutzt, es geht immer darum, die Situation wieder unter Kontrolle zu bringen, und das ist auch richtig so. Angst ist, das kann man nicht oft genug sagen, dein Warnsignal für Kontrollverlust und will dich zum Handeln bringen. Du siehst aber jetzt schon, dass es Kontrollmechanismen gibt, die das Problem wirklich lösen, und solche, die es dir nur aus dem Fokus nehmen. Wenn du deine Angst ignorierst, dann ist es, als würdest du dir einen Schallschutz auf die Ohren setzen und dir eine Augenbinde überziehen, um dein inneres Martinshorn nicht zu hören.

Bleiben wir im Beispiel, damit wir noch deutlicher erkennen, wie Angst funktioniert. Warum könnte man es für eine gute Idee halten, die Warnsignale auszublenden? Das ergibt nur dann Sinn, wenn sich durch das Ausblenden eine noch größere Angst vor Kontrollverlust in Schach halten lässt.

Schlüsseln wir die inneren Verdrängungsvorgänge einmal auf, um sie zu verstehen: Du hast Schmerzen, die du nicht einordnen kannst. Das Schmerzzentrum im Gehirn signalisiert also: »Gefahr! Bitte kümmere dich um den Körper.« Das Angstzentrum reagiert ebenfalls und signalisiert: »Kümmere dich um die Schmerzen, damit das Zusammenspiel der Körperfunktionen nicht außer Kontrolle gerät.«

Jetzt geschieht etwas Interessantes. Logisch und sinnvoll wäre es, in den Körper hineinzulauschen und gegebenenfalls einen Experten wie einen Arzt zu konsultieren. Aus irgendeinem Grund aber glaubt das Angstzentrum, dann noch mehr Kontrolle zu verlieren.

Wie kommt es darauf? Du hast offensichtlich schlechte Erfahrungen gemacht, die dich gelehrt haben: Sich um Schmerzen zu kümmern, führt zu noch mehr Kontrollverlust. Was könnte zu dieser Erfahrung geführt haben? Jemand ist zum Beispiel an Krebs gestorben. Er hat sich um seine Schmerzen gekümmert, doch es hat ihm nicht geholfen. Deine Eltern hielten zum Beispiel nicht viel von Ärzten und schon gar nichts davon, in sich hineinzulauschen. Oder: Du bist zu dick oder trinkst zu viel und befürchtest, beschämt zu werden, wenn du zum Arzt gehst. Der Arzt wird etwas von dir verlangen, was du nicht erfüllen kannst, nämlich abzunehmen oder weniger zu trinken, und der durch diese Forderung ausgelöste, befürchtete Kontrollverlust nimmt epische Ausmaße an. Oder: Du kannst es dir nicht leisten, zum Arzt zu gehen, weil du die möglichen Kosten, eine Krankschreibung, einen Krankenhausaufenthalt oder den Verlust deines Jobs befürchtest. Und so weiter.

Etwas in dir übernimmt also die Kontrolle und versucht, noch mehr Kontrollverlust zu verhindern, obwohl es sinnvoll wäre, sich um die Schmerzen zu kümmern.

Dieses etwas nennen wir einmal – so unlogisch es auch zunächst klingen mag – dein »Überlebens-Ich«. Es hat gelernt, dass Vermeidung zumindest kurzfristig dabei hilft, die Kontrolle zu behalten, und das stimmt ja auch. Wenn du die Schmerzen ignorierst, ist zunächst alles wieder in Ordnung, und du musst keine befürchteten Folgeschäden in Kauf nehmen. Das ist, als würde es in deinem Zuhause brennen. Aber anstatt die Feuerwehr zu rufen, schließt du die Türen, damit du den Brand nicht siehst. Du hast viel mehr Angst vor dem Wasserschaden, den die Feuerwehr anrichten könnte, als vor dem Feuer selbst und ignorierst es deshalb. Nun ist nicht jeder unbekannte Schmerz gleich ein Feuer, das es zu löschen gilt, aber du verstehst das Prinzip.

Du hast den Schmerz unterdrückt und ignoriert, weil dein Überlebens-Ich einen größeren Kontrollverlust vermeiden will. Doch der Körper sendet seine Signale weiterhin, denn es ist noch nichts in Ordnung gebracht worden. Dein Überlebens-Ich gerät in Schwierigkeiten und sorgt immer stärker dafür, dass du den Schmerz und den möglichen Kontrollverlust nicht spürst. Das könnte dazu führen, dass du sogar unbewusst vermeidest, am Krankenhaus vorbeizufahren, obwohl es auf deinem täglichen Arbeitsweg liegt.

Man könnte so weit gehen, zu sagen: Immer wenn du dich unlogisch verhältst und etwas zu vermeiden versuchst, statt hinzusehen und das Problem beherzt zu lösen, wirkt dein Überlebens-Ich.

Um zu verstehen, wie das gemeint ist, schauen wir uns das Überlebens-Ich genauer an. Lasse uns dazu eine Übung ausprobieren.

ÜBUNG: Dein Überlebens-Ich kennenlernen

Lege dir etwas zum Schreiben bereit, und stelle zwei Stühle einander gegenüber. Einer der Stühle gehört dir, der andere deinem Überlebens-Ich. Du brauchst es noch nicht zu kennen, stelle ihm einfach einen Stuhl hin.

Setze dich auf deinen Platz, und schaue zum Überlebens-Ich hin. Was nimmst du wahr? Wie geht es dir, wenn dir dieser Anteil gegenübersitzt? Spürst du, dass du dich auf ihn verlassen könntest, wenn es um dein Leben ginge? Gleichzeitig spürst du möglicherweise, dass dein Überlebens-Ich sehr starr und rigide ist und nur wenig Handlungsspielraum hat. Alles, worum es ihm geht, ist, dich zu retten.

Wechsle nun den Platz, und begib dich in das Kraftfeld des Überlebens-Ichs. Lasse dir Zeit, hier anzukommen. Wie fühlst du dich auf diesem Platz? Spürst du, dass du in Habachtstellung bist? Es gibt hier nichts zu verändern, nimm nur wahr, wie es dir auf diesem Platz geht. Beantworte, wenn du kannst, diese Frage: Kannst du von diesem Platz aus schöpferisch und kreativ sein? Bleibe noch ein wenig sitzen. Immer mehr erkennst du, wie sich dieses Überlebens-Ich anfühlt, wozu es gut ist und in welchen Lebensbereichen es dir nur wenig dient.

Setze dich wieder auf deinen Platz. Danke deinem Überlebens-Ich, und lasse im Moment einfach alles so sein, wie es ist. Schreibe auf, was du wahrgenommen hast, und mache dir bewusst, dass das Überlebens-Ich ein sehr wertvoller Anteil von dir ist. Es ist nur nicht hilfreich, wenn du dein Leben schöpferisch und frei von Angst gestalten willst.

Schauen wir uns genauer an, wie dieser Anteil überhaupt entsteht. Je besser du ihn kennst, desto mehr wird dir bewusst, warum er so stark ist und wie er dein Leben steuert.

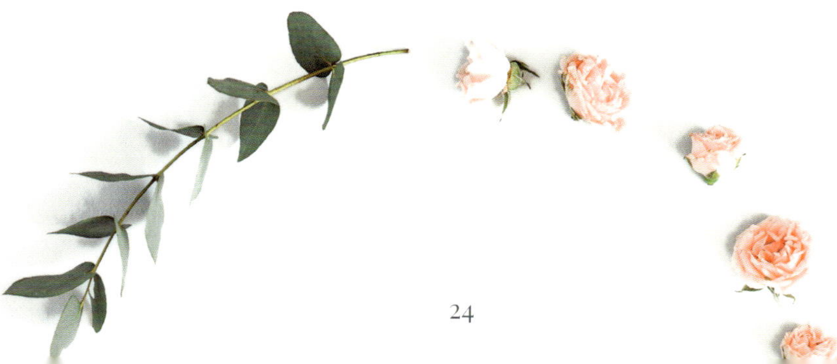

Das ÜBERLEBENS-ICH hat die volle Kontrolle

Stelle dir einmal vor, du wirst geboren, und alles ist gut: Du wirst versorgt, gehalten, geliebt, gehört, gesehen, und alle deine Bedürfnisse werden erfüllt. Du hast Raum und Zeit, dich so zu entwickeln, wie es dir entspricht, weil du in Sicherheit bist. Du kannst wachsen und gedeihen, sowohl körperlich als auch emotional und geistig. Hast du Angst, wirst du beruhigt. Hast du Schmerzen, kümmert man sich um dich. Du erlebst genau das richtige Maß an Freiheit, Schutz und Geborgenheit. Du kannst dich zu dem Menschen entwickeln, der in dir angelegt ist, deinem Wahren Selbst.

Das Familiensystem, in dem du lebst, ist flexibel und passt sich entsprechend dem an, was du brauchst – und zwar mühelos, ohne sich dabei zu verlieren. Damit ist gemeint: Wenn du etwas brauchst oder willst, dann reagieren die anderen Menschen des Systems – Eltern, Geschwister, Großeltern etc. – flexibel auf dich und ermöglichen dir dein Wachstum, ohne dabei ihr eigenes Wachstum oder das deiner Geschwister aus den Augen zu verlieren. Niemand opfert sich auf, keiner fühlt sich vernachlässigt und benachteiligt, weil man sich um dich kümmert. Deine Eltern sind einfach gern für dich und deine Geschwister da und haben auch die Kraft dazu. Du kannst dich also, wie gesagt, zu deinem Wahren Selbst entwickeln.

Das Überlebens-Ich ist das genaue Gegenteil davon, denn so war es ja eben nicht. Vermutlich bekamst du von deinen Eltern nicht alles, was du gebraucht hättest. Das ist nicht schlimm. Deine Eltern haben wahrscheinlich noch weniger von dem bekommen, was sie gebraucht hätten, und deine Großeltern wurden vermutlich im

Krieg geboren oder haben ihn sogar als Erwachsene miterlebt, hatten also nicht einmal das, was man zum Überleben benötigt.

Aus diesem Mangel heraus lebten bereits deine Eltern zum Teil im Überlebensmodus statt im befreiten Schöpferdasein. Sie folgten bestimmten Regeln, die ihre Angst in Schach hielten, statt ihrer Intuition und ihrem eigenen Gefühl, was und was nicht stimmig ist, zu folgen. Anders gesagt: Sie funktionierten. Daraus ergab sich eine bestimmte emotionale und mentale Form, in die du hineingeboren wurdest. Diese war und ist in bestimmten Bereichen nicht flexibel genug, um dir zu geben, was du brauchst. Kannst du mit dem Bild etwas anfangen? Oder brauchst du ein Beispiel? Gern.

Du warst sehr klein und hattest Hunger, doch aus irgendeinem Grund wurdest du nicht gefüttert. Das System, also deine Familie, war nicht flexibel genug, um sich mühelos deinem Bedürfnis nach Nahrung anzupassen. Vielleicht war deine Mutter krank, hielt sich an strenge Essenszeiten, war nicht da, hat dich nicht gehört, hielt es für richtig, dich schreien zu lassen, oder, oder, oder … Warum das so war, spielt nur eine untergeordnete Rolle.

Was passiert mit dir, wenn du als kleines Kind Hunger hast und nichts zu essen bekommst? Dein Gehirn weiß, dass du stirbst, wenn du nicht gefüttert wirst. Nach relativ kurzer Zeit wird sich deshalb das Angstzentrum im Gehirn melden, und du wirst lauter schreien. Kommt dann immer noch keiner, verändert sich dein Schreien, wird panisch. Jetzt bist du im Überlebensmodus angelangt. Kommt nun jemand, tröstet dich, entschuldigt sich bei dir, beruhigt und füttert dich, dann entspannt sich auch das Angstzentrum. Es schaltet von »Überleben« auf »Wachstum und Reifung« zurück.

Was ist dieses Angstzentrum, über das wir hier reden? In unserem Gehirn gibt es einen Bereich, der »Amygdala« oder aufgrund seiner Form auch »Mandelkern« genannt wird. Dieser Mandelkern ist eine der ältesten Hirnregionen und bewertet, ob eine Situation für dich bedrohlich ist oder nicht. Seine Aufgabe ist es, dein Leben zu schützen, er ist dein innerer Wächter. Der Mandelkern (eigentlich Mandelkerne – wir haben zwei davon, links und rechts) ist ständig in Habachtstellung und überprüft deine Umgebung. Immer dann, wenn du eine bedrohliche Situation erlebst, sei es physisch oder emotional, schlägt er Alarm. Auf diesen Alarm folgt immer eine Adrenalinausschüttung, die dich zu einer schnellen Reaktion befähigt. Verändert sich die Situation, bist du also wieder in Sicherheit, dann beruhigt sich der Mandelkern, und die Hormonausschüttung wird gestoppt. Der Adrenalinpegel sinkt, und der Körper richtet sich wieder auf normale Funktion ein. Der bei Stress erhöhte Blutdruck wird heruntergeregelt, und alle Systeme schalten auf Regeneration. Das ist lebensnotwendig. Unser Körper ist nicht auf Dauerstress eingerichtet, weder physisch noch emotional.

Befindest du dich zu lange und zu oft in einer für dich bedrohlichen Situation, weil du keine Möglichkeit hast, sie zu ändern oder zu flüchten, dann findet dein Gehirn eine neue Lösung, um dich zu schützen: Es verdrängt die Bedrohung. Es schüttet Neurohemmer aus, die dich in dem Glauben wiegen, alles wäre gut. Diese Verdrängung aufrechtzuerhalten, an deinem Bewusstsein vorbei, stellt einen großen Energieaufwand dar. Du hast immer noch Angst, fühlst dich immer noch bedroht, spürst es aber nicht mehr. Dein Körper schüttet weiterhin Stresshormone aus, doch die Neurohemmer sorgen dafür, dass diese nicht wirksam werden. Du lebst in einem Scheinfrieden, wirst emotional ein wenig flacher, doch alles ist stabil. Du lebst nun aus dem Überlebens-Ich heraus und hast dich im Mangel eingerichtet.

Das Überlebens-Ich kannst du dir wie emotionales, zunächst sehr flexibles Wachs vorstellen: deine Fähigkeit, dich anzupassen. Anpassungsfähigkeit ist, evolutionär gesehen, ein Erfolgsgarant für eine Spezies. Dieses flüssige, anpassungsfähige Wachs ergießt sich nun in die starre, von außen vorgegebene Form, damit du in das System, in dem du wachsen und gedeihen willst, hineinpasst und dabei so sicher wie möglich bist. Statt dich also frei zu entfalten, entwickelst du eine Art emotionalen Wachsabdruck, der so funktioniert, wie es nötig ist, damit du überlebst. Ist das emotionale Wachs ausgehärtet, ist es nicht mehr flexibel, sondern wird starr. Wie kaltes Wachs bricht es bei Druck.

Stelle dir das so vor: Du passt dich verletzenden Gegebenheiten an (flexibel) und funktionierst innerhalb des verletzenden Systems (starr). Deine Entfaltung und Heranreifung bleiben auf der Strecke, weil du zu sehr damit beschäftigt bist, das zu tun, was man von dir verlangt, damit du sicher bist. Du bekommst deshalb keinen oder nur sehr wenig Bezug zu dem Wahren Selbst, das in dir angelegt ist.

Das Überlebens-Ich, der erkaltete, starre Wachsabdruck, der durch die Form des vorgegebenen Systems entstanden ist, besteht zum größten Teil aus Verhaltensregeln, die vermeiden sollen, dass wir verletzt oder verlassen werden, weil das für uns als Kind lebensbedrohlich war. Diese Verhaltensregeln verdrängen unsere inneren Kräfte, die uns das Gefühl von echter Sicherheit geben könnten, wären sie entwickelt. Statt uns zu entfalten und zu lernen, dass wir uns auf uns selbst verlassen können, weil wir alle Kräfte, die wir brauchen, um unsere Bedürfnisse zu erfüllen, in uns tragen, lebten wir mit einem angepassten Persönlichkeitskonstrukt. Zu abstrakt? Ein Beispiel.

Du willst als Kind deine Freunde einladen, um mit ihnen zu spielen, zu lachen und laut zu toben. Sie dürfen kommen, doch ihr müsst leise sein, weil zum Beispiel dein Vater krank ist. Wenn nun deine Mutter kommt und sagt: »Kinder, es tut mir sehr leid, ich weiß, ihr wollt toben, das geht heute aber nicht hier drin, geht einfach hinter das Haus«, ist alles gut. Du lernst: »Meine Bedürfnisse und die meines Vaters sind gleich wichtig. Meine Mutter macht sich die Mühe, eine Lösung zu finden, mit der jeder zufrieden ist. Ich werde ernst genommen, und meine Mutter sieht mich mit dem, was ich brauche und mir wünsche.«

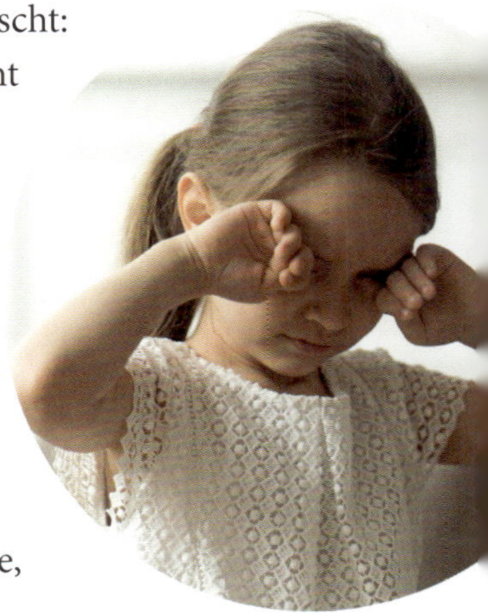

Was aber, wenn jemand kommt und zischt: »Kind, du WEISST doch, dein Vater braucht Ruhe. MUSST du denn immer so laut sein? Wenn ihr nicht leise seid, müssen deine Freunde gehen.«? Dann entsteht ein emotionaler Wachsabdruck. Du lernst: »Ich störe. Meine Bedürfnisse auszuleben, sorgt dafür, dass ich bestraft werde und meine Freunde nicht mehr sehen darf. Meine Bedürfnisse sind weniger wichtig als die meines Vaters. Wenn ich meine Bedürfnisse auslebe, werde ich vor meinen Freunden beschämt.«

Was wirst du tun? Weil du keine andere Wahl hast, wirst du zurückstecken und deine Bedürfnisse beim nächsten Mal etwas weniger deutlich spüren und ausleben. Der Wachsabdruck übernimmt.

Nun könnte man fragen: Ist der Begriff »Überlebens-Ich« nicht ein wenig übertrieben? Wenn du weißt, dass deine positive Entwicklung unter anderem auch davon abhängig ist, dass du Wertschätzung und die Anerkennung deiner Bedürfnisse erfährst, weil du sonst nicht lernst, dass das, was du brauchst, wichtig ist, dann erkennst du, wie schädlich es für dich ist, wenn deine Bedürfnisse so radikal vom Tisch gefegt und sogar mit Strafe belegt werden. Du lernst, sie zu übergehen und nur für andere statt für dich selbst zu sorgen. Dass du nur geliebt oder zumindest nicht bestraft wirst, wenn du auf die Bedürfnisse anderer achtest und deine eigenen ignorierst. So wird Selbstverleugnung zu deinem neuen Verhaltensstandard.

Wenn du aber nicht auf dich achtest und für dich sorgst, spürt das dein Inneres und reagiert mit undefinierbarer Angst. Warum? Weil Angst eben dieses Warnzeichen ist, das dir zeigt, dass etwas in dir außer Kontrolle gerät, weil es nicht richtig versorgt ist.

Und noch etwas passiert: Du hast als Kind nur deine Eltern oder andere vertraute Erwachsene als Versorger und Verbündete. Wenn sie dich nicht wahrnehmen und nicht dafür sorgen, dass deine Bedürfnisse erfüllt werden, dann fühlst du dich zu Recht nicht gesehen. Wenn du dich aber als Kind nicht gesehen fühlst, gerätst du in existenzielle Not. Du wirst sehr einsam und bist nicht in der Lage, ein stabiles Selbstbild zu entwickeln.

Als Kind brauchst du für deine Reifung einen positiven Spiegel, jemanden, der zurücklächelt, der dir sagt, dass das, was du fühlst, echt ist und dass deine Bedürfnisse richtig sind, damit das Gehirn sich selbst zu erkennen lernt. So entwickelst du ein positives Ich-Bewusstsein.

Hast du das nicht, dann wirst du immer an deinen eigenen Wahrnehmungen und an dem, was du für dich selbst brauchst, zweifeln. Das dringend benötigte Spiegelbild zeigt dir etwas anderes als das, was du selbst bist, wenn deine Eltern dich mit dem, was du fühlst und brauchst, nicht ernst nehmen und dir nicht bestätigen, dass sie dich hören, sehen und dir glauben. Du kannst also nur sehr schwer lernen, dich selbst zu spüren, wenn du von außen keine Bestätigung bekommst. Damit ist nicht die Bestätigung gemeint, dass du toll bist, auch wenn diese ebenfalls wichtig ist. Es geht um sehr viel mehr, nämlich um die Bestätigung, dass du als soziales Wesen existierst, dass du mit anderen wechselwirken kannst, dass es dich gibt, dass du sichtbar und hörbar bist in dieser Welt.

Würde jemand im oben genannten Beispiel kommen und sagen: »Kind, ich weiß, du willst spielen, aber deinem Vater geht es nicht gut, und ich weiß gerade auch keine Lösung, aber ich verstehe, dass du enttäuscht bist«, hättest du noch immer das Gefühl, gesehen zu werden. Dürftest du enttäuscht sein und würde sich deine Mutter bei dir entschuldigen, wäre alles in Ordnung.

Kinder brauchen also emotionale Aufrichtigkeit und einen authentischen Spiegel, damit sie lernen, sich selbst zu spüren. Deshalb: Ja, »Überlebens-Ich« trifft es ganz gut.

Bestimmt erkennst du schon jetzt ein wenig, wie die starre Form aussah, in die sich dein emotionales Anpassungswachs hineinergossen hat. Zumindest siehst du, dass es diese starre Form aus Regeln gab, oder?

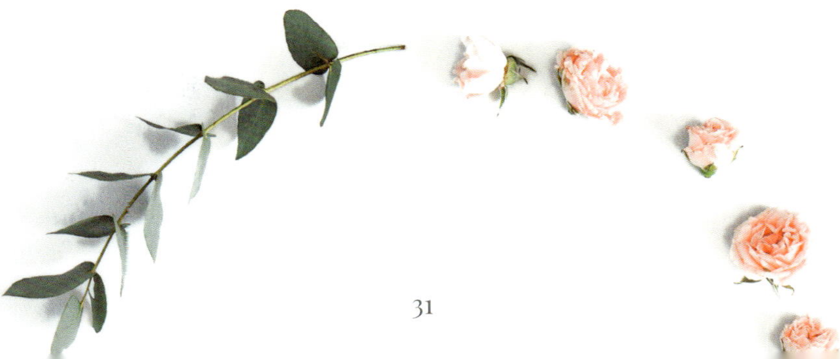

Das ÜBERLEBENS-ICH bestimmt noch heute deine Entscheidungen

Dieses angepasste Persönlichkeitskonstrukt hat uns als Kind geholfen, zu überleben. Es hat einige Grundüberzeugungen gelernt, die nicht infrage gestellt werden dürfen, zum Beispiel: »Nur wenn ich mich anstrenge, werde ich geliebt.« Eine andere Überzeugung könnte sein: »Ich kann mich anstrengen, soviel ich will, ich erreiche doch nichts. Also strenge ich mich auch nicht mehr an.« Das Verrückte ist, dass wir sogar beide Überzeugungen gleichzeitig abgespeichert haben können. Es ist sehr wichtig, das Überlebens-Ich zu verstehen, wenn wir lernen wollen, unser Leben nicht länger von Angst bestimmen zu lassen. Wir dürfen nicht vergessen: Das Überlebens-Ich diente einst nur dazu, unsere Sicherheit zu wahren – koste es uns, was es wolle.

Das Schwierige ist, dass es auch heute noch wirkt, so tief hat sich die Sorge um unsere Sicherheit in unser Gehirn gegraben. Wir könnten als Erwachsene auf andere Weise für unsere Sicherheit sorgen. Unser Überleben ist nicht mehr davon abhängig, dass uns jemand anderes füttert und beschützt, doch das hat es noch nicht verstanden. Es kann das auch gar nicht verstehen, wenn wir immer wieder der Angst folgen und es so aufs Neue bestätigen.

Es gibt für das Gehirn, besonders für die Amygdala, keine neutralen Handlungen. Auch, nichts zu tun, ist für das Gehirn eine Handlung. Irgendetwas treibt uns immer an, sei es Angst, Liebe, Freude, Schmerzvermeidung oder etwas anderes. Wenn wir dem Überlebens-Ich und damit der Angst folgen, wird die Amygdala bestätigt, und sie lernt: »Aha, die Situation ist also immer noch bedrohlich, dann verstärke ich die Angst noch ein wenig mehr.«

Doch unser Überlebens-Ich kümmert sich nicht nur um uns selbst, es sorgt auch dafür, dass das System, in dem wir leben, bestätigt wird und stabil bleibt. Die Grundüberzeugungen des Elternhauses (oder des Landes, der Partei, der Gruppe, der wir uns zugehörig fühlen, unserer »Herde«), des Systems also, in dem wir aufgewachsen sind, werden nicht infrage gestellt. Ohne dass wir es bewusst wollen, verteidigt unser Überlebens-Ich unsere Überlebensstrategien.

Wenn sich jemand anders verhält, als wir es für richtig erachten, er sich etwas erlaubt, was wir uns selbst verbieten, fühlen wir uns bedroht, so, als würde er uns dadurch in Gefahr bringen. Auf eine gewisse Weise stimmt das auch. Wenn sich jemand auf eine Weise verhält, die unser Überlebens-Ich als unsicheres Verhalten einstuft, dann fühlt sich eine bestimmte Stelle im Gehirn wirklich bedroht und reagiert entsprechend mit Kontrolle und oft mit Sturheit. Es kämpft um unser Überleben, sogar gegen den bewussten Willen, wenn wir es nicht beruhigen und besänftigen.

Die eigenen negativen Grundüberzeugungen zu kennen, ist sehr wichtig, damit wir ihnen nicht mehr blind folgen müssen.

ÜBUNG: Deine negativen Grundüberzeugungen erkennen

Nimm dir etwas zum Schreiben, und stelle zwei Stühle einander gegenüber. Der eine ist für dich, der andere für dein Überlebens-Ich, wie du es bereits kennst.

Setze dich auf deinen Stuhl, und schaue zu dem Stuhl dir gegenüber, auf dem dein Überlebens-Ich sitzt. Stelle ihm folgende Frage: »Was sind deine stärksten negativen Überzeugungen?«

Setze dich jetzt mit deinem Schreibzeug auf den Platz des Überlebens-Ichs. Beantworte spontan die Frage nach deinen stärksten negativen Überzeugungen, und schreibe diese auf. (Behalte deine Notizen, wir brauchen sie später noch einmal.) Es kann sein, dass sie ein wenig anders sind, als du dachtest, möglicherweise waren sie dir aber auch schon bewusst. Nimm wahr, ob auch dein Körper reagiert. Es kann gut sein, dass du dich anspannst und flacher atmest. Lasse es einfach so sein, das Überlebens-Ich kann nur so reagieren.

Setze dich wieder auf den ersten Platz. Schaue noch einmal zu deinem Überlebens-Ich hinüber. Es strengt sich wirklich sehr an, damit du in Sicherheit bist, das wird dir immer bewusster. Könnte es sein, dass du ein wenig Mitgefühl mit ihm spürst? Du könntest ihm sagen: »Ich sehe deine Angst.« Wie fühlt es sich an, diesen Satz zu sagen? Willst du den Satz nicht sagen, weil er noch nicht stimmt, dann beende jetzt die Übung.

Wenn du diesen Satz gesagt hast, dann setze dich wieder auf den Platz des Überlebens-Ichs. Wie geht es dir jetzt? Hat sich etwas verändert? Nimm es nur wahr.

Beende die Übung, indem du noch einmal den Platz wechselst und dann aufstehst.

Könnte man das Überlebens-Ich mit dem Inneren Kind gleichsetzen? Nicht ganz. Das Überlebens-Ich entsteht aus den Verletzungen, Zurückweisungen und der Einsamkeit der Kindheit. Es ist nicht das Innere Kind selbst, sondern das angepasste Persönlichkeitskonstrukt, das sich bildet, wenn du als Kind einen Schock erleidest und dich einsam in dich zurückziehst. Dieses Konstrukt kann sehr stark sein, und es ist sehr energiebedürftig. Das muss es sein, denn es ist nicht an deine natürliche innere Energiequelle angeschlossen. Es holt sich seine Energie durch Süchte, Narzissmus, Co-Abhängigkeit oder etwas anderes. Du erkennst jetzt also immer mehr: Dieses Überlebens-Ich ist stark, weil es das sein muss. Es dominiert dein Leben, wenn du es nicht erkennst und deine wahren inneren Kräfte entwickelst.

Ein Beispiel, wie dein Überlebens-Ich funktionieren könnte: Du wünschst dir sehnlichst einen Hund. Du hast genug Zeit und Geld und bist, objektiv gesehen, in der Lage, mit einem Hund umzugehen. Doch dein Überlebens-Ich befürchtet, du könntest scheitern und nicht bereit sein, so lange und bedingungslos für ein Lebewesen zu sorgen, wie es erforderlich ist. Nehmen wir nun noch an, du wüsstest insgeheim, dass dieses Überlebens-Ich sich irrt. Trotzdem schaffst du es nicht, dir einen Hund als Begleiter in dein Leben zu holen, weil dein Überlebens-Ich ein gedankliches Geschoss nach dem anderen auf dich abfeuert: »Das schaffst du nie …«, »Du belastest dich nur unnötig …«, »In Wahrheit brauchst du gar keinen Hund, komme erst einmal mit dir selbst klar …« und so weiter – so lange, bis du ihm glaubst.

Wie kommt das Überlebens-Ich überhaupt auf die Idee, du wärst nicht in der Lage, ein Tier durch seine Lebenszeit hindurch zu versorgen? Möglicherweise wurdest du selbst nicht gut versorgt und hast keine innere Blaupause dafür, wie es ist, sich konstant um jemanden zu kümmern. Vielleicht hat man dir als Kind oft vermittelt, dass deine Art, für ein Tier zu sorgen, falsch war, oder du hast ein paar Mal vergessen, das Tier zu füttern, und wurdest dafür geschimpft, statt dass man dir half.

Welchen Grund dein Überlebens-Ich auch hat, dir den Hund auszureden: Es ist ein guter Grund. Er gilt nur heute vermutlich nicht mehr, doch das weiß das Überlebens-Ich noch nicht. Es ist so stark, weil es das sein musste, als du klein warst, und deshalb glaubst du ihm auch heute noch. Du denkst, dass es ja recht haben könnte, und unterlässt daher das, was dir viel Freude bereiten würde.

Weil unser Überlebens-Ich so gut funktioniert, können wir nicht erkennen, dass bestimmte Anteile von uns in Not sind. »Ich weiß gar nicht, was los ist, ich habe doch alles«, sagen wir und verbannen dadurch die nagende innere Stimme, die uns mitteilt, dass wir ganz und gar nicht alles haben, was wir brauchen. Was fehlt uns? Zunächst ist es möglicherweise einfach das Wissen um bestimmte Fakten.

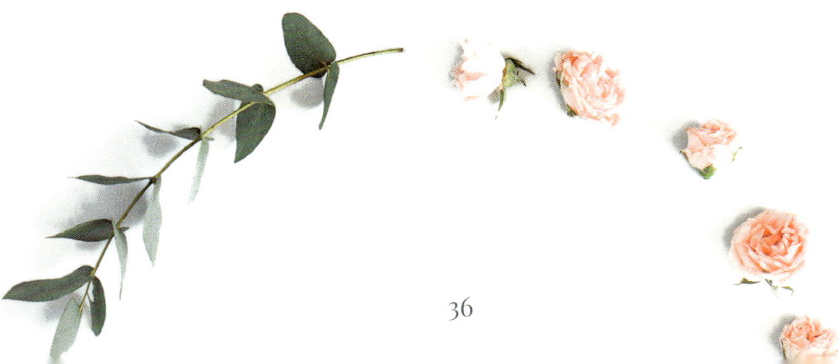

Es gibt in dir Anteile, die gar KEINE ANGST haben, sondern das Leben beherzt und freudig bei den Hörnern packen können.

GIB IHNEN RAUM.

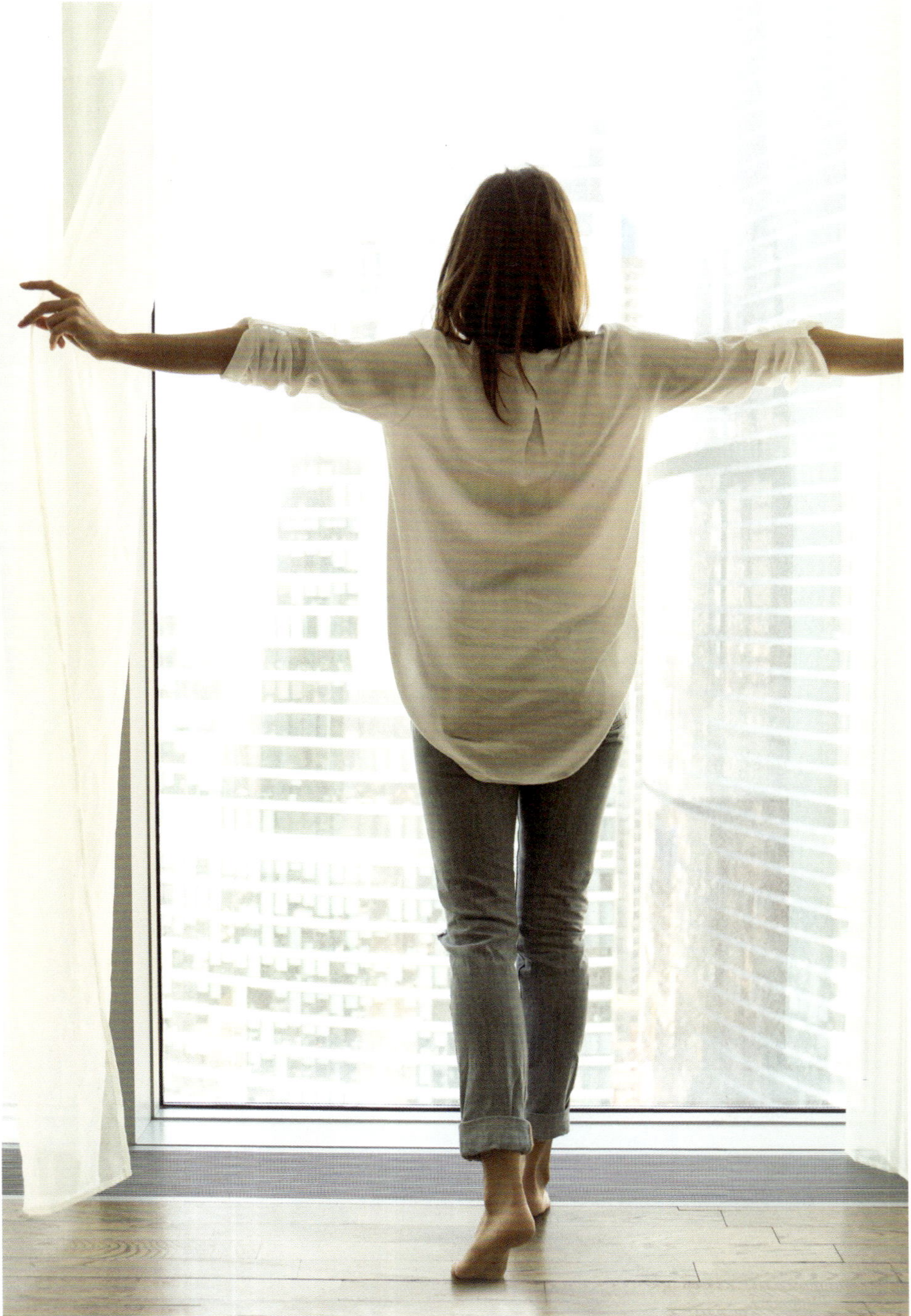

SCHÖPFERKRAFT entwickeln statt Kontrolle ausüben

Kontrolle ist also überlebensnotwendig. Wir müssen, um uns sicher zu fühlen, unsere Lebensumstände selbst bestimmen können und die Möglichkeit haben, uns das, was wir brauchen, zu beschaffen. Wir benötigen Selbstbestimmung für unsere Sicherheit, statt wie Marionetten von anderen Menschen oder äußeren Umständen gesteuert und somit ebenfalls kontrolliert zu werden.

Mit Selbstbestimmung ist gemeint: Du musst Hunger haben dürfen, wenn du Hunger hast, du musst denken und fühlen dürfen, was du denkst und fühlst, und so weiter – du musst du sein dürfen. Ob du selbst deine Bedürfnisse erfüllst oder ob das ein anderer tut, spielt für dein Gefühl von Sicherheit keine entscheidende Rolle. Die Hauptsache ist: Deine Bedürfnisse werden erfüllt, und du kannst entscheiden, wann und wo das geschieht.

Wie wäre es, wenn wir diese Art von authentischer und freier Selbstbestimmung ab hier nicht mehr »Kontrolle«, sondern »Schöpferkraft« nennen? Das Wort »Kontrolle« ist für viele Menschen negativ besetzt, obwohl es hier nicht so gemeint ist, denn das Controlling ist zum Beispiel in einer Firma ein sehr wichtiger Bereich. Damit wir aber zwischen dem starren Überlebens-Ich und dem freien Wahren Selbst unterscheiden können, einigen wir uns auf Folgendes, okay?

Das Überlebens-Ich *kontrolliert* durch strenge Verhaltensmaßregeln und bestimmte Glaubenssätze, also Überzeugungen, was du wollen, denken, fühlen und tun darfst. Das tut es, damit du in Sicherheit bleibst. Die Grundlage für alles, was es tut, ist Angst.

Das Wahre Selbst *erschafft* aus der inneren Sicherheit heraus alles, was dich erfüllt und was dir beim Wachsen und Reifen hilft. Es ist frei, kreativ und schöpferisch. Die Grundlage für alles, was es tut, ist die Freude am Leben.

Du hast in den vorangegangenen Übungen das Überlebens-Ich gespürt. Sicher fragst du dich schon, wie sich das Wahre Selbst anfühlt. Das schauen wir uns jetzt an. Dazu nutzen wir die gleiche Technik wie vorhin.

ÜBUNG: Dein Wahres Selbst kennenlernen

Lege dir etwas zum Schreiben bereit, und stelle zwei Stühle einander gegenüber. Der eine ist für dich, der andere ist für dein Wahres Selbst. Du musst nicht wissen, was dein Wahres Selbst ist und wie es sich anfühlt. Es kennt sich selbst und zeigt sich dir gern.

Setze dich auf deinen Platz. Wie geht es dir mit der Idee, dass dir dein Wahres Selbst gegenübersitzt? Vielleicht kannst du seine Strahlkraft schon spüren. Das bist du.

Wechsle den Stuhl, du sitzt nun auf dem Platz deines Wahren Selbst. Erlaube, dass sich die Kraft dieses Platzes in dir ausbreitet. Lasse für diesen Moment einmal alle Fragen los, die du dir stellen könntest – zum Beispiel: »Wie kann ich das umsetzen?« –, und nimm nur deine Kraft wahr. Wie wäre es, wenn dir diese Kraft immer zur Verfügung stünde? Was wäre anders in deinem Leben, wenn du von diesem Platz aus agieren könntest? Hättest du noch so viel Angst?

Begib dich wieder auf deinen Platz. Spürst du den Unterschied? Wie wäre es, wenn du dir mithilfe dieses Buches nach und nach die Kraft des Wahren Selbst zu eigen machen würdest? Was würde mit deiner Angst geschehen, wenn du aus dem Wahren Selbst heraus handeln könntest? Lassen wir die Übung hier einmal stehen, wir kommen noch oft auf das Wahre Selbst zurück und werden ihm am Ende des Buches den Staffelstab unseres Lebens in die Hand geben. Jetzt nur so viel: Das, was dir gegenübersitzt, bist DU. Das ist deine wahre Kraft. Da wollen wir hin.

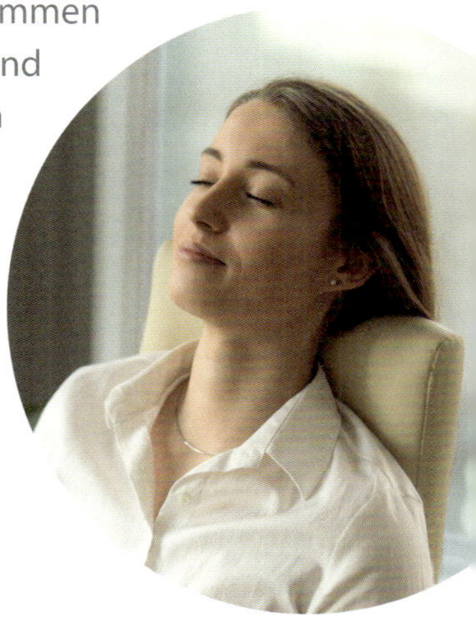

Stehe nun auf, und nimm dir die Zeit, aufzuschreiben, was du gefühlt und erlebt hast.

Warum bleiben wir nicht einfach auf dem Platz des Wahren Selbst sitzen? Wir brauchen einen Entwicklungsprozess und dürften uns da abholen, wo wir gerade sind.

Selbstverständlich kannst du dich auch jetzt schon immer dann, wenn du einen Impuls brauchst, auf diesen Platz setzen. Das darfst du ganz oft tun, bis es keinen Unterschied mehr zwischen dir und dem Wahren Selbst gibt.

Damit wir noch besser verstehen, was bei Angst in uns vorgeht, nutzen wir die Symbolik eines bekannten Märchens: Rumpelstilzchen.* Ich erzähle es dir in eigenen Worten und so, wie ich es verstehe, damit du erkennst, was ich meine.

Ein König trifft einen Müller. Dieser prahlt, dass seine Tochter, nennen wir sie Else, Stroh zu Gold spinnen könne. Warum sie das können sollte, bleibt ungeklärt.

Else, die nicht weiß, wie ihr geschieht, findet sich auf einmal in einer Kammer mit Stroh wieder. Sie soll das Stroh zu Gold spinnen, sonst muss sie laut des Königs sterben. (Eine extreme Situation – klar, dass ihr Überlebens-Ich auf den Plan tritt.) Sie weint und weiß nicht, was sie tun soll. Vielleicht ruft sie dabei innerlich um Hilfe.

Eine kleine Gestalt kommt in den Raum und fragt sie, was denn los sei. Else klagt ihr Leid, und die Gestalt hilft ihr, indem sie das Stroh im Nu zu Gold spinnt, will dafür aber einen Gegenwert, einen Energieausgleich. Else gibt der Gestalt ihr Halsband. In diesem Moment könnte sie zum ersten Mal aufwachen und nachdenken. Denn dadurch, dass sie, statt zu weinen, etwas tut, nämlich das Halsband abnimmt, wird sie vom handlungsunfähigen Opfer zu jemandem, der entscheidet und handelt. Die Gestalt, Rumpelstilzchen, bringt Else dazu, Verantwortung zu übernehmen und eine, wenn auch kleine Entscheidung zu treffen. Woher wissen wir das? Rumpelstilzchen kann Stroh zu Gold spinnen und vermutlich, weil es die Geheimnisse der Alchemie kennt, noch sehr viel mehr als das. Ich denke also nicht, dass es Elses kleines Goldkettchen braucht. Es geht um etwas anderes: Wenn du etwas haben willst, musst du bereit sein, etwas dafür zu geben. Das ist ein schamanisches Naturgesetz.

* Natürlich kann man das Märchen auch ganz anders auslegen und Rumpelstilzchen als toxische Kraft der Verführung bezeichnen. Es ist sehr vielschichtig. Lasse uns hier die beschriebene Auslegung nutzen.

Am nächsten Tag freut sich der König über das Gold und sperrt Else in eine größere Kammer mit noch mehr Stroh. Er macht sie wieder zum Opfer. Elses Überlebens-Ich reagiert mit Weinen und Hilflosigkeit, Rumpelstilzchen bietet ihr abermals Hilfe an, und sie gibt ihm einen Ring.

Spätestens jetzt wäre es eine gute Idee, die Situation wieder unter ihre Kontrolle zu bringen und schöpferisch zu werden. Else könnte Rumpelstilzchen fragen, wie man Stroh zu Gold spinnt. Sie könnte es bitten, ihr zur Flucht zu verhelfen. Doch sie bleibt im Opferbewusstsein und erlaubt dem König, sie am nächsten Tag in eine noch größere Kammer zu stecken. Er verspricht ihr, sie zu heiraten, wenn sie auch dieses Stroh zu Gold spinnt. Das muss man sich einmal klar machen: Er sperrt sie ein, und wenn sie tut, was er sagt, nimmt er sie zur Frau. Fliehe weit und schnell, liebe Else! Doch nein, im Gegenteil: Else denkt gar nicht daran, selbst zu denken. Wieder weint sie und lässt sich von Rumpelstilzchen helfen. Als Gegenwert verlangt es Elses erstes Kind, wenn sie Königin wird.

Nun wäre der späteste Zeitpunkt gekommen, endlich aufzuwachen, oder? Nicht, weil Rumpelstilzchen so böse ist, sondern weil es Else mit dieser Forderung zur Selbstverantwortung herausfordert. Wie macht es das?

Erstens: Rumpelstilzchen will nur das Kind, wenn Else Königin wird, also ihren Peiniger heiratet. Zweitens: Else könnte endlich Nein sagen, weil ihr der Preis zu hoch ist, und Rumpelstilzchen um eine andere Art der Hilfe bitten. Ich denke, als der Naturgeist, der es ist, hätte es ihr geholfen. Doch nein, sogar das Kind verspricht Else und denkt dabei, so steht es im Märchen: »Wer weiß, wie das noch geht.« Else hofft also, dass sie ihr Wort nicht halten muss. Rumpelstilzchen rettet ihr zweimal das Leben, und sie verrät es.

Wir wissen, wie es ausgeht: Rumpelstilzchen gibt ihr eine weitere Chance, obwohl es das nicht müsste. Wenn sie seinen Namen herausfindet, dann muss sie ihm das Kind nicht geben. Sie schickt einen Boten los, der den Namen herausfinden soll, statt sich die Mühe zu machen, selbst in den Wald zu gehen und Rumpelstilzchen zu suchen.

Nun könnte man meinen: kluge Else. Doch was wäre, wenn Rumpelstilzchen wirklich ein Naturgeist wäre, der die Kunst der Alchemie kennt? Was wäre, wenn das Kind bei ihm im Wald weitaus besser aufgehoben wäre als im Schloss bei dem habgierigen König und der Mutter, die ihre Opferhaltung nie aufgegeben hat? Im Schamanismus sagt man: Wenn man etwas beim Namen kennt, dann hat man es sich zu eigen gemacht, es also in sich entwickelt. Was wäre also, wenn Else etwas verteufelt, was ihr eine echte Chance auf Heilung und Wachstum geben könnte? Kein Wunder, dass sich Rumpelstilzchen am Ende vor Wut in der Mitte entzweireißt – bestimmt nicht, weil es das Kind nicht bekommen hat, sondern weil es Else nicht heilen konnte, da diese nicht bereit war, ihre Schöpferkraft zu nutzen.

Wenn wir nun noch davon ausgehen, dass all diese Figuren innere Kräfte sind, dann verstehen wir, was das Überlebens-Ich anrichten kann.

Schlüsseln wir das Märchen noch einmal auf und schauen uns an, wie die inneren Kräfte miteinander interagieren:
Der Müller, Elses Vater, könnte für das Höhere Selbst stehen.* Es schickt uns ins Leben, damit wir wachsen und reifen.

Der König stellt die Aufgabe und steht für das Männliche, die Tatkraft. Stroh zu Gold zu spinnen, bedeutet, eine wenig gewinn-

* Psychologisch betrachtet, kann der Müller auch für einen narzisstischen Vater stehen, doch bleiben wir in dem Bild, dass alle Kräfte innere Aspekte sind und dass es um einen Entwicklungsprozess geht.

bringende Situation in etwas zu verwandeln, was heilend und wertvoll ist. Er weiß, dass er es selbst nicht kann, doch er kann den sicheren Raum zur Verfügung stellen: die Kammer, in der die Transformation stattfinden soll.

Die Müllerstochter Else steht für die innere weibliche Kraft. Der Vater, das Hohe Selbst, weiß, dass sie Stroh zu Gold spinnen kann, also alchemistische Fähigkeiten hat, doch sie selbst weiß das nicht.

Die Kammer mit dem Stroh steht für den Raum, in dem die innere Alchemie, das Weibliche, wirken muss, weil sie sonst stirbt. Das bedeutet: Ist sie nicht aktiviert, kann sie nicht schöpferisch tätig werden.

Rumpelstilzchen steht für die Kraft der Alchemie und des Wachstums. Es verkörpert die mystischen Kräfte der Natur, die dem Weiblichen helfen und zur Seite stehen. Die Naturkräfte sind im besten Falle Verbündete, die mit dem Weiblichen zusammenwirken, wie es zum Beispiel auch die Tauben im Märchen Aschenputtel tun, indem sie die guten und schlechten Linsen voneinander trennen.

Lasse uns diese alchemistische Kraft doch einmal fühlen, damit wir gleich wahrnehmen, worum es geht.

ÜBUNG: Stroh zu Gold spinnen

Stelle zwei Stühle einander gegenüber. Der eine ist für dich, der andere ist für deine natürliche Kraft, aus allem das Beste zu machen. Nenne diese Kraft »Rumpelstilzchen« oder so, wie es für dich stimmig ist.

Setze dich auf deinen Platz, und schaue auf das Naturwesen dir gegenüber, das Stroh zu Gold spinnen kann.

Wechsle dann den Platz. Du sitzt jetzt in dem Kraftfeld deiner eigenen dir innewohnenden alchemistischen Kraft. Wie fühlt sich das an? Es gibt keine Vorgaben, wie du es wahrnehmen sollst, denn für jeden ist es ein wenig anders. Wie wäre es, wenn du diese Kraft ab sofort bewusst in dein Leben einladen würdest?

Eine Frage habe ich: Meinst du, dein Überlebens-Ich könnte diese besondere Kraft wirksam werden lassen? Vermutlich nicht. Du erkennst immer deutlicher, wie wichtig es ist, dass du aus dem Wahren Selbst heraus dein Leben meisterst, oder?

Setze dich dann wieder auf den ersten Platz. Du hast dein eigenes inneres Naturwesen, dein Rumpelstilzchen, kennengelernt.

Weiter im Märchen: Stroh zu Gold spinnen bedeutet, wie bereits gesagt, aus etwas, was schnell verrottet und rasch verbrennt, also aus etwas tendenziell Wertlosem, etwas sehr Haltbares und Kostbares zu machen, zum Beispiel eine ungute Situation zum Besten zu wenden.

Die Hochzeit steht für das ideale Zusammenspiel zwischen der männlichen und der weiblichen Kraft. Indem Else zur Königin wird, zeigt sie, dass sie ihre weiblichen Kräfte entfaltet hat und deshalb mit dem König, der Tatkraft, das Reich regieren, also das Leben meistern kann.

Das Kind des Königspaares ist das Innere Kind, ein innerer Anteil, der sehr verletzlich ist und gleichzeitig das gesamte Potenzial eines Menschen in sich trägt. Rumpelstilzchen, das Naturwesen, besteht darauf, dass Else ihm das Kind gibt. Und das ist eine gute Idee, wäre dieses doch in der inneren Landschaft in der Obhut von Naturkräften am besten aufgehoben.

Else hat sich nicht mit Rumpelstilzchen, den Kräften der Natur, verbündet, um die Aufgabe zu lösen. Sie hat nicht erkannt, dass Rumpelstilzchen ein Verbündeter ist oder es zumindest sein könnte. Ihre Angst, das Überlebens-Ich, war zu stark, um zu erkennen, welche Möglichkeit sich ihr bietet. Statt Rumpelstilzchens Angebot, seinen Namen herauszufinden, anzunehmen und sich selbst auf die Suche nach ihm zu machen, schickte sie einen Boten über das Land. Doch nur, wenn man sich selbst auf den Weg begibt, erlangt man wahre Erkenntnis. Immerhin ruft es laut seinen Namen, während es um das Feuer tanzt. Es will also durchaus gefunden werden. Was wäre wohl passiert, wenn die spätere Königin zu ihm getreten und sich zu ihm ans Feuer gesetzt hätte? Ich bin davon überzeugt, es hätte sich gefreut und sie willkommen geheißen.

Wenn man das Märchen so betrachtet, hat Else ihre Chance zur Reifung verpasst. Wir wissen nicht, wie es weitergeht, doch es könnte gut sein, dass sie von nun an in der Angst lebt, wieder für den König Stroh zu Gold spinnen zu müssen. Das nächste Mal gibt es kein Rumpelstilzchen mehr, das ihr hilft.

Damit dir das nicht passiert, lernst du in den nächsten Kapiteln die inneren Kräfte kennen, die in dir Stroh zu Gold spinnen können. Aus diesem Gold spinnen wir Goldfäden, aus denen wir dein inneres Sicherheitsnetz knüpfen. Es wird so schön in dir schimmern, dass du es nie wieder vergessen wirst.

Lassen wir dieses Bild zunächst einmal stehen, wir kommen später darauf zurück.

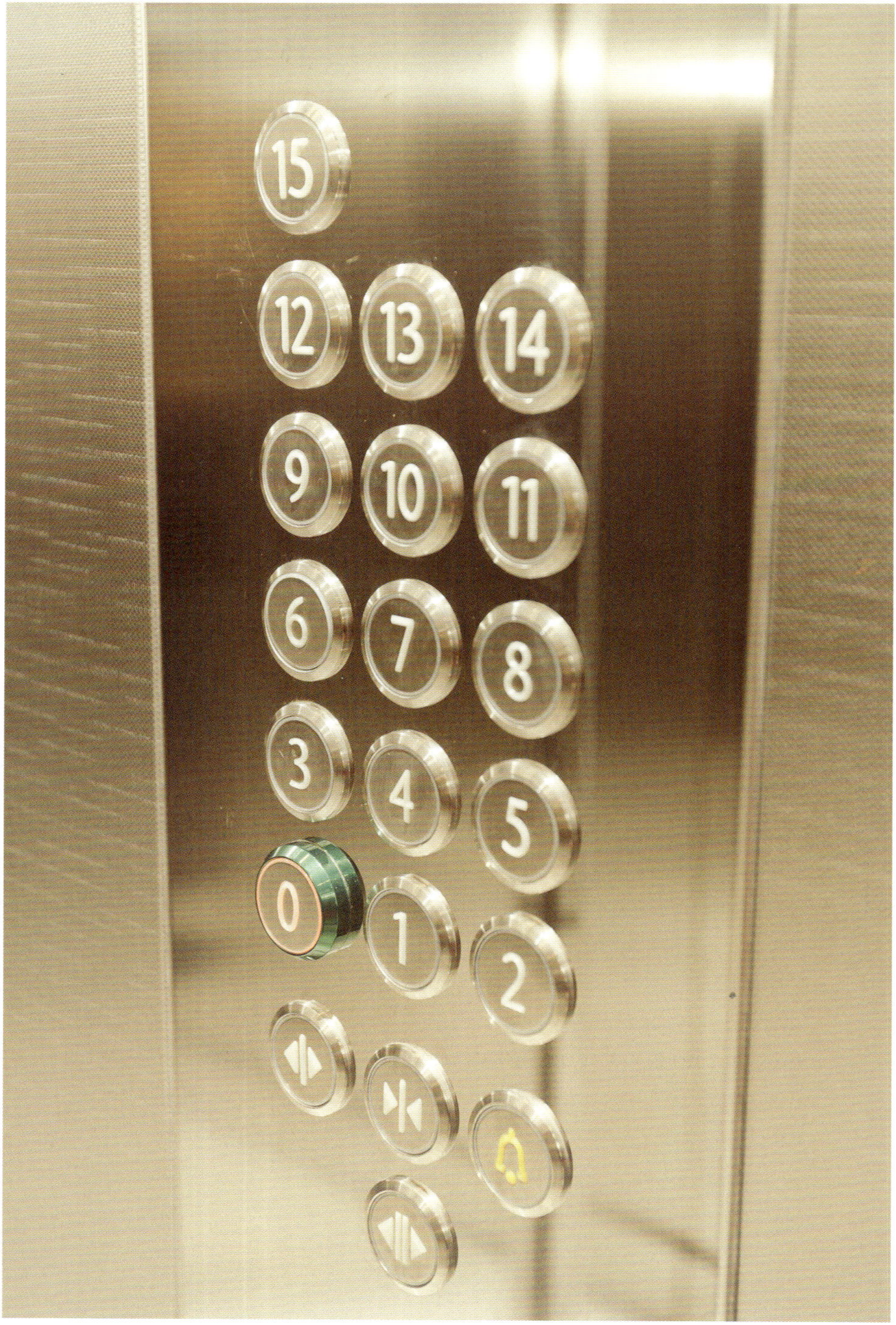
15
12
13
14
9
10
11
6
7
8
3
4
5
0
1
2

Das SICHERHEITS-BEDÜRFNIS hat viele Ebenen

Warum ist es so immens wichtig, dass wir uns sicher fühlen? Noch einmal: Unser Gehirn funktioniert nun einmal so. Nur wenn wir in Sicherheit sind, können wir uns fortpflanzen, wachsen und gedeihen.

Oft genug sind wir in Sicherheit, doch wir fühlen uns nicht so, und hier sind wir an der Quelle der Ängste, denen wir nicht erlauben dürfen, unser Leben zu bestimmen. Anders gesagt: Wenn neben uns die Bomben einschlagen, ist es absolut angemessen, Angst zu haben. Wenn wir in einem Land leben, in dem Frieden herrscht, wir ein Dach über dem Kopf sowie genug zu essen und zu trinken haben, scheint ständige Angst nicht angemessen.

Was also ist das Problem, dem wir uns widmen müssen? Es ist die Diskrepanz zwischen echter und gefühlter Sicherheit. Du bist in Sicherheit, wenn du dieses Buch liest, denn du musst im Moment offensichtlich weder ein Feuer in deinem Zuhause löschen noch vor Bomben davonlaufen. Du sitzt gemütlich und hast vielleicht eine Tasse Tee vor dir stehen. Allzu kalt oder heiß dürfte es dir auch nicht sein. Du bist nicht mit deinem Überleben beschäftigt, sonst würdest du nicht lesen. Damit bist du, vom Standpunkt des Überlebens aus gesehen, in Sicherheit. »Ja, aber warum fühle ich mich dann nicht sicher?«, fragst du womöglich, und natürlich hast du recht. So einfach können wir es uns nicht machen, und so simpel ist es auch nicht.

Unternehmen wir einen gedanklichen Ausflug in die Psychologie.

Kennst du die sogenannte Bedürfnispyramide nach Maslow? Vereinfacht gesagt, hat sich der US-amerikanische Psychologe mit menschlichen Bedürfnissen und Motivationen beschäftigt und versucht, diese zu erklären. Er listet eine Bedürfnishierarchie auf, die man aber nicht falsch verstehen darf: Die Bedürfnisse bauen nicht streng aufeinander auf, sondern fließen ineinander über. Das zuunterst stehende Bedürfnis muss nicht vollständig erfüllt sein, damit das höher angesiedelte entstehen kann. Dieses Modell ist nicht wissenschaftlich untersucht, doch es wird oft genutzt, weil es Sinn ergibt, und so dient es uns auch für das Verständnis von Angst und dem Überlebens-Ich. Ganz wichtig: All diese Bedürfnisse sind normal und gesund. Gleichzeitig ist es genauso richtig, wenn du spürst, dass du das eine oder andere Bedürfnis nicht genau so in dir findest.

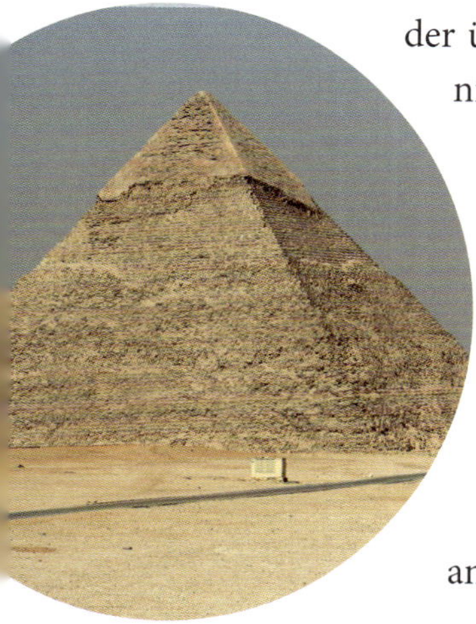

Wie wäre es mit einer Übung, während ich dir über die verschiedenen Ebenen der Bedürfnisse berichte? Wir schauen uns mit ihrer Hilfe an, in welchen Lebensbereichen dein Überlebens-Ich noch kämpft und in welchen du schon aus dem Vertrauen in deine eigene Kraft handeln kannst. Zusätzlich bekommst du während der Übung ein Gefühl dafür, wie es sein könnte, die Erfüllung deiner Bedürfnisse aus der eigenen Kraft heraus zu gestalten, statt um das Überleben zu kämpfen. Die Stühle, die du gleich nutzen wirst, stehen vor allem für verschiedene Gehirnteile. Indem du dich auf die verschiedenen Plätze setzt und jeweils wahrnimmst und aufschreibst, was du fühlst, wie du denkst und wie deine Welt von diesem Platz aus aussieht, vernetzt sich dein Gehirn neu, und genau das wollen wir. Selbst wenn du dein Vertrauen in dich selbst noch nicht immer fühlst und damit auch nicht im Alltag umsetzen kannst, so haben die bislang vorherrschenden Gehirnteile durch diese Übung zumindest schon einmal davon gehört, wie es auch gehen kann. Das ist gut, denn so können sie im Bedarfsfall auf diese neue Erfahrung zurückgreifen.

ÜBUNG: Überleben oder gestalten?

Stelle drei Stühle in einem Dreieck. Lege fest, welcher Stuhl für dich steht, welcher das Überlebens-Ich symbolisiert und auf welchem du dein Wahres Selbst fühlen willst. Wenn es dir hilft, dann markiere die Stühle mit verschiedenfarbigen Kissen oder mit drei Zetteln, auf denen »Überlebens-Ich«, dein Name und »Wahres Selbst« steht.

Setze dich mit diesem Buch auf deinen Platz. Lies dir jetzt nacheinander die Ebenen der Bedürfnispyramide durch (S. 52). Bei jeder Stufe setzt du dich sowohl auf den Platz des Überlebens-Ichs als auch auf den Platz des Wahren Selbst. Schreibe alles auf, was du auf diesen Plätzen erlebst. So kannst du erkennen, in welchen Bedürfnisbereichen du angstvoll zu überleben versuchst und in welchen du dein Leben schöpferisch gestaltest. Außerdem fühlst du auf diese Weise noch deutlicher den Unterschied zwischen dem reinen Überleben (Stroh) und dem schöpferischen Gestalten, das auf Freiheit statt auf Angst beruht (Gold).

Nimm dir Zeit für diese Übung, gern auch ein paar Tage, und erkenne, in welchen Lebensbereichen dein Überlebens-Ich wirksam wird und in welchen Bereichen du aus dem Wahren Selbst heraus agieren kannst. Während der Übung fällt dir einiges an dir und der Art, wie du dein Leben gestaltest, auf – und nur darum geht es. Lasse es für den Moment einfach so stehen. Du wirst später noch genug Gelegenheit haben, deine Kräfte zu entwickeln.

Du hast die drei Stühle aufgestellt? Dann sind hier deine Themen, die du dir anschauen kannst. Wie gesagt: Lasse sie einfach so stehen, im Moment geht es nur darum, zu verstehen, auf welche Weise du reagierst.

Die ERSTE EBENE, die Basis, wird gebildet aus den physiologischen und biologischen Grundbedürfnissen: Atemluft, Essen, Trinken, Schlaf, Schutz vor Nässe, Kälte und Hitze – eben das, was du zum reinen Überleben brauchst.

Auf der ZWEITEN EBENE findest du dein Bedürfnis nach Sicherheit in der Familie und in der Gesellschaft – damit du weißt, die Menschen um dich herum verhalten sich nach bestimmten Regeln, die du kennst und auf die du dich einstellen kannst. Selbst wenn diese Regeln auf Angst basieren, kannst du dich dennoch nach ihnen richten.

Die DRITTE EBENE wird von dem Bedürfnis nach Zugehörigkeit und Liebe gebildet. Du brauchst deine »Herde«: Freundschaften, eine Familie, vielleicht auch nur einen einzigen Menschen, ein Tier oder eine Gemeinschaft von Menschen, zu denen du gehörst und bei denen du dich sicher und geliebt fühlst.

Die **VIERTE EBENE** besteht aus dem Bedürfnis nach Wertschätzung und Anerkennung. Du brauchst das Gefühl, dass man dir etwas zutraut, dir Verantwortung überträgt und dass du in der Lage bist, dieser Verantwortung auch gerecht zu werden. Wie viel Verantwortung das ist, ist sehr individuell, doch du brauchst auf dieser Ebene das Gefühl, etwas für die Allgemeinheit beitragen zu können und dadurch eine Bereicherung zu sein.

Die **FÜNFTE EBENE** beschreibt das Bedürfnis nach Wissen und Erkenntnis. Du willst verstehen, warum etwas so ist, wie es ist, wer du für dich selbst und wer du in Beziehung zu anderen bist. Du willst Selbsterkenntnis erlangen und interessierst dich für bestimmte Themen, um sie zu erforschen und die Zusammenhänge zu erkennen.

Die **SECHSTE EBENE** der Bedürfnisse zeigt deinen Wunsch nach Schönheit und Harmonie, nach Ästhetik und danach, die Welt ein wenig schöner zu gestalten, etwa, indem du einen Garten anlegst, dich für Mode interessierst oder Kunst erschaffst und genießt. Hier findest du das Bedürfnis nach Design und einer harmonischen Form. Der frische Blumenstrauß, das Deko-Objekt oder die duftende Kerze, die du dir kaufst, erfüllen zum Beispiel dieses Bedürfnis.

Auf der **SIEBTEN EBENE** findest du den Grund, der dich dieses Buch lesen lässt: Du willst dich weiterentwickeln und dich selbst entfalten. Hier findest du das Bedürfnis und das Streben nach Glück, persönlichem Wachstum und Erfüllung.

Die **ACHTE EBENE,** die Spitze, wird von dem Bedürfnis nach spiritueller Identität, nach der Verschmelzung des eigenen Ichs mit einer übergeordneten höheren Macht, zum Beispiel deiner Seele, definiert. Du findest in der Spitze womöglich auch den Wunsch, anderen Menschen zu helfen, dich selbst zu verwirklichen, doch das muss nicht auf jeden zutreffen.

Wenn wir davon ausgehen, dass all diese Bedürfnisse wichtig, gesund und normal sind und dass wir deshalb bewusst oder unbewusst danach streben, sie zu erfüllen, dann können wir Folgendes leicht verstehen: Auf jeder dieser Ebenen könnten wir scheitern. Auf jeder dieser Ebenen gibt es außerdem von Menschen bereits erdachte, vorgefertigte Konzepte, in die wir hineinpassen sollen. Tun wir es nicht, droht Strafe. Diese Gefahr aktiviert das Überlebens-Ich.

Noch einmal, damit du nicht darüber hinwegliest: Auf jeder dieser Ebenen gibt es starre Regeln und Gesetze, die in vergangenen Zeiten lebensbedrohlich waren und es in vielen Ländern auch heute noch sind.

Du willst dich spirituell weiterentwickeln? Früher wurdest du dafür als Ketzer verfolgt und bestraft. Du willst dich entfalten und nach deinem eigenen Glück streben? Und wer macht dann die Wäsche, liebe Hausfrau? Wer verdient das Geld, liebes Familienoberhaupt? Glaube nicht, dass unser Überlebens-Ich, nur weil wir, entwicklungsgeschichtlich gesehen, seit ein paar Millisekunden erkennen, dass wir freie und selbstbestimmte Wesen sind, kampflos zur Seite tritt. Oft genug sind wir als Kollektiv von einem anderen Kollektiv umgebracht worden, wenn wir unseren eigenen Weg gehen wollten. Gehe davon aus, dass dein Überlebens-Ich das weiß, schon allein deshalb, weil Traumen weitervererbt werden und es in anderen Ländern noch stattfindet, und es wird dir das auch in Form von Angst deutlich mitteilen. Das ist seine Aufgabe. Es schützt dein Leben.

Hast du bemerkt, wie unterschiedlich all diese Bedürfnisse sind? Weil sie so unterschiedlich sind, kannst du auf der einen Ebene nicht viel lernen, was dir hilft, die Bedürfnisse der nächsten Ebene erfüllt zu bekommen. Auch das macht Angst, wenn du die Erfüllung deiner Bedürfnisse von äußeren Umständen und anderen Menschen abhängig machst, statt die Verantwortung dafür zu übernehmen und dich selbst auf den Weg der Erfüllung zu begeben. Bist du dagegen innerlich frei, kannst du auf jeder dieser Ebenen deine ganz persönliche und deshalb erfüllende Art erschaffen, mit der du deine Bedürfnisse befriedigst.

Je nachdem, ob du aus dem Überlebens-Ich heraus handelst oder die inneren Kräfte des Wahren Selbst entwickelt sind, kannst du also mehr oder weniger gut für die Erfüllung deiner Bedürfnisse sorgen. Es ist sehr wahrscheinlich, dass du, wenn du nicht weißt, wie du ein bestimmtes Bedürfnis erfüllen sollst, eine energetische Ausweichbewegung machst und dich verstärkt um ein anderes Bedürfnis kümmerst, weil du es besser kontrollieren kannst.

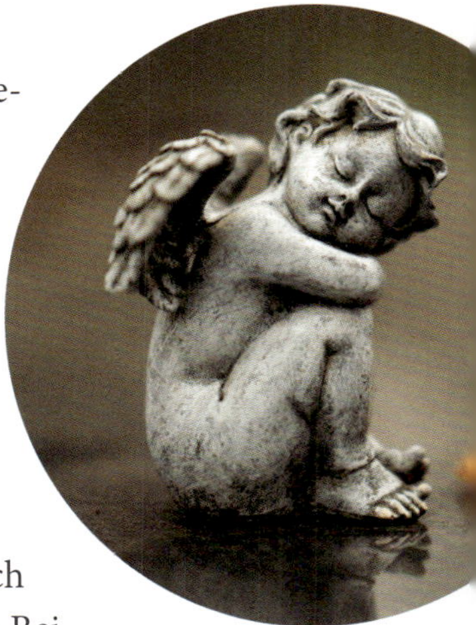

Statt dich spirituell weiterzuentwickeln, dekorierst du zum Beispiel deine Wohnung mit einem Engel nach dem anderen. Du ersetzt spirituelles Wachstum durch den Wunsch nach Ästhetik. Statt deinen Wunsch nach einer erfüllten Liebesbeziehung zu fühlen und dich dafür zu öffnen, wirst du beispielsweise im Beruf immer erfolgreicher. Du ersetzt Liebe und Zugehörigkeit durch Wertschätzung und Anerkennung. Statt dich beruflich weiterzuentwickeln, indem du zum Beispiel mehr Geld verdienst und damit die Basis deiner

Pyramide stärkst, engagierst du dich über Gebühr ehrenamtlich und streichst damit zwar sowohl Anerkennung als auch Zugehörigkeit ein, vernachlässigst aber dein Bedürfnis nach gesunder Nahrung und einem für dich wohnlichen Zuhause am richtigen Ort.

Jedes der Bedürfnisse hat eine ganz eigene Melodie, weil alle Bedürfnisse in unterschiedlichen Gehirnteilen angesiedelt sind. Wie wäre es, wenn diese Bedürfnisse genau der Antrieb wären, der dich auf deinen Entwicklungsweg schickt? Umso wichtiger wäre es, dass du ein unbequemes Bedürfnis nicht durch ein anderes ersetzt. Gerade die Bedürfnisse, von denen du nicht weißt, wie du sie dir erfüllen sollst, könnten die Karotte sein, die dir deine Seele vorhält, um dich auf den Weg deiner Entfaltung zu bringen.

Nicht zu wissen, wie man sich ein essenzielles Bedürfnis erfüllen kann, tut sehr weh. Wir tun alles, um es nicht zu spüren, doch dadurch werden wir bedürftig. Nun können wir versuchen, auch die Bedürftigkeit zu ignorieren und zu übertünchen. Oder wir können uns auf den Weg machen und die Kräfte entwickeln, die wir brauchen, damit wir unser Bedürfnis erfüllen können. Manchmal kann diese Kraft auch darin bestehen, dass wir gelassen und in Frieden mit dem sind, was uns das Leben verwehrt. Wie wäre es, wenn die Angst, die uns umtreibt und innerlich unruhig werden lässt, ein Hinweis auf unerfüllte echte Bedürfnisse ist? Schauen wir uns das einmal genauer an.

Du spürst zum Beispiel deutlich dein Bedürfnis nach Wertschätzung und Anerkennung. Du willst Verantwortung übernehmen und ein hilfreiches Mitglied der Gesellschaft oder einer Gemeinschaft sein. Du bist aber arbeitslos. Niemand braucht dich. Du kannst offensichtlich nichts, für das dich jemand bezahlen und somit wertschätzen will. Dein Selbstwertgefühl rutscht in den Keller, und du bekommst Angst, nie wieder aus diesem Keller herauszukommen. Dein Bedürfnis nach finanzieller Sicherheit, das du insbesondere in der Basis der Bedürfnispyramide, doch auch auf jeder anderen Ebene* finden kannst, meldet sich. Jetzt ist die Frage: Wer in dir übernimmt das Ruder? Dein Überlebens-Ich sieht in dieser Situation nur die Katastrophe, dein Wahres Selbst erkennt die Chance.

Das Schwierige ist: Wenn in einer Situation das Überlebens-Ich anspringt, dann wird es dominant. Du erlebst dich nicht nur in dieser Situation im Überlebensmodus, sondern fühlst dich generell bedroht. Die Angst zieht ihre Kreise: Du fürchtest auf einmal, dass du deine Wohnung verlieren und deine Arztrechnungen nicht mehr zahlen kannst. Dass dich deine Familie nicht mehr liebt und respektiert, sondern bemitleidet. Dass du dir deine Therapiesitzungen nicht mehr leisten kannst. Dass die Gesellschaft dich verachten wird. Dass du dein Auto verlierst, du deshalb nicht mehr ausgehen und daher nie die Liebe deines Lebens kennenlernen wirst … Und so weiter, die Liste ist endlos. Deine Entwicklung macht einen gefühlten Quantensprung, doch leider in die falsche Richtung. Du brichst zusammen, verlierst sowohl Energie als auch die Kontrolle über deine Entscheidungen. Deine unbewussten Kontrollmechanismen übernehmen, und je nachdem, wie diese funktionieren, wirst du überaktiv und fühlst dich getrieben oder verfällst in Lethargie.

Es kann auch sein, dass sich ein falscher Optimismus in dir ausbreitet, der aber letztlich deine Angst nur übertüncht. »Das wird schon«, sagst du dir, doch in Wahrheit glaubst du nicht daran, und du bist innerlich unruhig und angespannt.

---

* Auf fast jeder Ebene brauchst du für die Erfüllung der jeweiligen Bedürfnisse unter anderem auch finanzielle Mittel oder Ähnliches.

Solltest du dir also nicht Mut zusprechen? Doch. Aber dem Überlebens-Ich kannst du keinen Mut zusprechen, es hört dich nicht. Was dir wirklich hilft, ist, vom Überlebens-Ich zum Wahren Selbst umzuschalten und wieder handlungsfähig zu werden. Das Wahre Selbst bekommt auch Angst, wenn du arbeitslos wirst. Doch wenn du, wie du es noch lernst, das goldene Sicherheitsnetz entwickelt hast, das dich trägt, fällst du weich in die Arme deines Selbstvertrauens. Du bleibst am Ruder und behältst die Kontrolle über deine Entscheidungen. Dadurch bleibst du in der Lage, die Verantwortung für dich zu tragen. Du kannst deine inneren Kräfte zurate ziehen und erkennen, was in dieser Situation das Beste für dich und diejenigen, für die du verantwortlich bist, ist. Du kannst schöpferisch tätig werden, das heißt, du kannst etwas Neues entwickeln.

Du erkennst zum Beispiel, dass du weiterhin im Kreis deiner Liebsten anerkannt und wertgeschätzt wirst. Du fühlst dich nach wie vor als wertvolles Mitglied der Gesellschaft. Du fühlst dich nicht zur Gänze bedroht, und dein Selbstwertgefühl steigt nach einer kurzen Schwankung wieder auf das gewohnte Niveau. Die Liebe deines Lebens kannst du auch auf dem Arbeitsamt treffen, denkst du, und überhaupt, du wolltest dich sowieso selbstständig machen oder dir eine Auszeit erlauben. Dir wird schon etwas einfallen, das weißt du, weil dich die inneren Kräfte des Wahren Selbst tragen.

Damit dich das Sicherheitsnetz tragen kann, müssen diese inneren Kräfte in dir entwickelt und miteinander im Gleichgewicht sein. Deshalb schauen wir jetzt zu den Kräften, die uns helfen, unser Leben frei und glücklich zu gestalten.

Wenn du das goldene SICHERHEITSNETZ in dir entwickelt hast, fällst du weich in die Arme deines SELBSTVERTRAUENS.

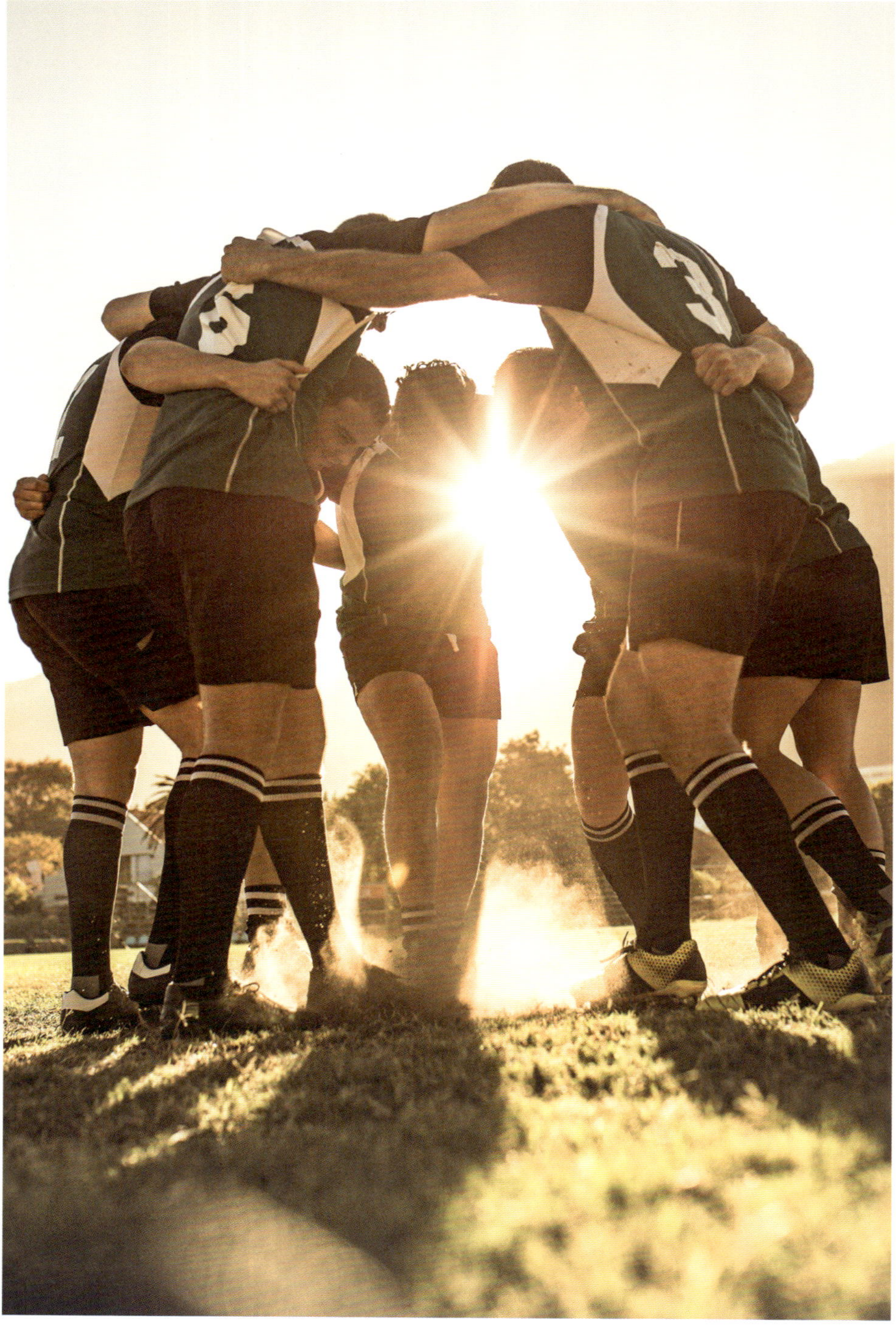

Dein inneres SIEGERTEAM steht parat

Wir haben verstanden, dass das Überlebens-Ich nur dann beiseitetreten wird, wenn unsere inneren Kräfte entwickelt sind. Außerdem müssen sie im Gleichgewicht miteinander sein, was du gleich verstehen wirst, wenn du sie kennenlernst.

Ein Beispiel: Eine deiner inneren Kräfte ist deine Tatkraft, eine andere deine Intuition. Wenn du nun eine starke Intuition hast, dem, was du fühlst, aber keine Taten folgen lässt, weil die Tatkraft nur wenig entwickelt ist, kommst du nicht in die Gänge. Ist dagegen deine Tatkraft stark, doch du bist nicht in Kontakt mit deiner Intuition, dann tust du zwar viel, doch es kommt nicht von innen heraus, sondern fühlt sich eher wie blinder Aktionismus an.

Ein stabiles Gleichgewicht deiner inneren Kräfte dagegen hat zur Folge, dass du zu deiner eigenen inneren Sicherheitszone wirst, die du niemals verlassen musst, egal, was im Außen auf dich zukommt. Du vertraust dem, was du wahrnimmst, du nimmst deine Intuition ernst, kannst gut mit deinen Gefühlen umgehen, denkst klar und optimistisch und handelst deinem Inneren entsprechend. Innerlich ins Gleichgewicht zu kommen, sorgt also dafür, dass sich dein Angstzentrum im Gehirn beruhigt und du dein Leben selbstsicher und selbstbestimmt zur Erfüllung bringen kannst.

Damit du dein Leben nicht weiterhin unbewusst aus der Angst heraus gestaltest, sondern in jeder Lage frei und selbstbestimmt handeln kannst, musst du wissen, was in deiner Innenwelt los ist und wie du deine wahren Kräfte entwickelst. Damit du dein Inneres wahrnehmen kannst, ist es hilfreich, in die Sprache der Symbole zu wechseln. Auf diese Weise kannst du nicht nur verstehen, sondern auch fühlen, was gemeint ist, weil der fühlende Gehirnteil, das limbische System, in dem auch die Angst entsteht, auf Bilder und Symbole reagiert. Das Überlebens-Ich soll erkennen, dass es sich jetzt erholen und Stück für Stück zur Seite treten darf. Wir müssen also den Gehirnteil erreichen, in dem es entsteht. Ab jetzt darfst du deshalb deine Vorstellungskraft nutzen.

Stelle dir einmal dein Innenleben wie eine innere Landschaft mit unterschiedlichen Bereichen vor. In dieser Landschaft leben deine inneren Kräfte und bilden ein Team. Wie in jedem guten Team unterscheiden sich die Mitglieder sehr voneinander. Wenn alle Kräfte am richtigen Platz sind und ihren Aufgaben nachgehen, bildet dein Team gemeinsam eine ideale Synergie, ein inneres Sicherheitsnetz, das dir Sicherheit und Selbstvertrauen schenkt. Wenn die Mitglieder aber nicht am richtigen Platz sind und Aufgaben zu meistern versuchen, die womöglich nicht einmal ihre eigenen sind, dann wurstelt jeder allein vor sich hin – und das womöglich auch noch im Hoheitsgebiet eines anderen. Für dessen Aufgaben ist derjenige aber nicht geeignet. Du kannst dir sicher denken, dass sich so bestimmt kein tragendes Sicherheitsnetz knüpfen lässt.

Wie kannst du dir dein inneres Team vorstellen? Wir unterscheiden im Folgenden fünf Meister ihres Faches, die wir auch in vielen Weisheitslehren finden. Damit du sie nicht nur verstehst, sondern auch fühlst, lasse uns wieder auf die Technik mit den zwei Stühlen zurückgreifen. Willst du keine Übung machen, dann lies sie dir einfach nur durch.

ÜBUNG: Dein Siegerteam kennenlernen

Nimm dir Zeit für diese Übung. Vielleicht willst du pro Tag nur eine oder zwei Kräfte kennenlernen. Durch das Fühlen und Wahrnehmen aktivierst du die entsprechenden Gehirnareale, die sich mit deinem Alltagsbewusstsein vernetzen.

Lege etwas zum Schreiben bereit, und stelle zwei Stühle einander gegenüber. Der eine steht für dich in deinem Alltagsbewusstsein, der andere für die Kraft, die du kennenlernen willst. Mit welcher Kraft du anfängst, ist egal.

Deine fünf Teammitglieder sind:

- Die Kraft der positiven Vernunft und der großen Visionen: der Innere Erwachsene. Er sorgt für dein geistiges und mentales Wohlbefinden, das auf gesunden, das Gelingen eines Vorhabens ausgerichteten Gedanken, Visionen und Überzeugungen beruht. Das dazugehörige Element ist die Luft.
- Die Kraft der emotionalen Wahrheit: das Innere Kind. Es ist für dein emotionales Wohlbefinden zuständig, das du erlebst, wenn du liebevoll und mitfühlend mit dir selbst umgehst und deinen Gefühlen angemessenen Raum und Ausdruck verschaffst. Das Element, das Gefühle symbolisiert, ist das Wasser.
- Deine aktive Tatkraft: der Innere Mann. Er verschafft dir ein gutes Gefühl von Selbstbestimmung und Selbstwirksam-

keit, das sich einstellt, wenn du deinen Ideen Taten folgen lässt und das, was du dir erträumst, auch tust. Die Tatkraft wird durch das Element Feuer symbolisiert.

› Dein Bauchgefühl und die Weisheit des Körpers: die Innere Frau. Sie schenkt dir die innere Stabilität, die sich einstellt, wenn du auf die deinem Körper innewohnende Weisheit hörst und deine Grenzen achtest. Hier finden wir das Element Erde.
› Das Wahre Selbst kennst du schon. Es steht im Gegensatz zum kontrollierenden Überlebens-Ich und ist verantwortlich für dein gesamtes Gefühl von Sicherheit und Stimmigkeit, das du erlebst, wenn du dein Leben selbst in die Hand nimmst und aus deiner Mitte heraus entscheidest. Wir ordnen es dem Äther zu.

Setze dich auf deinen Platz, und stelle dir vor, dass die Kraft, die du dir anschauen und die du fühlen willst, dir gegenübersitzt. Wie fühlt sich das an?

Wechsle dann den Platz, und begib dich in das Energiefeld der Kraft. Nimm sie mit allen Sinnen wahr. Wozu bist du in der Lage, wenn diese Kraft in dir aktiv und entwickelt ist? Wie würde sich dein Leben verändern, wenn du dich auf diese Kraft verlassen könntest? Hättest du weniger Angst? Nimm dir Zeit, das deutlich wahrzunehmen, und schreibe es auf.

Wechsle erneut den Platz, und setze dich auf den ersten Stuhl zurück. Beende die Übung, nachdem du die Kräfte gespürt hast, die du heute kennenlernen wolltest.

Nun kennst du dein Team. Alle Teammitglieder sind für dich da, wenn sie in dir am richtigen Platz wirken können. Wie können wir uns diesen richtigen Platz vorstellen?

Lasse uns etwas ausprobieren, damit sich das Gehirn auf optimale Weise neu verknüpft. Hast du schon einmal vom Medizinrad gehört? Falls nicht, dann stelle dir einfach einen Kreis vor, der in Viertel unterteilt ist und in dessen Mitte sich ein kleiner Kreis befindet, sodass es insgesamt fünf Felder gibt. In jedem dieser Felder herrscht ein anderes Element vor. Die äußeren Elemente sind Feuer, Wasser, Erde und Luft. In der Mitte finden wir den Äther, das Unsichtbare, Nicht- oder Feinstoffliche. Jetzt verbinden wir dieses Medizinrad mit den Kräften deines Teams.

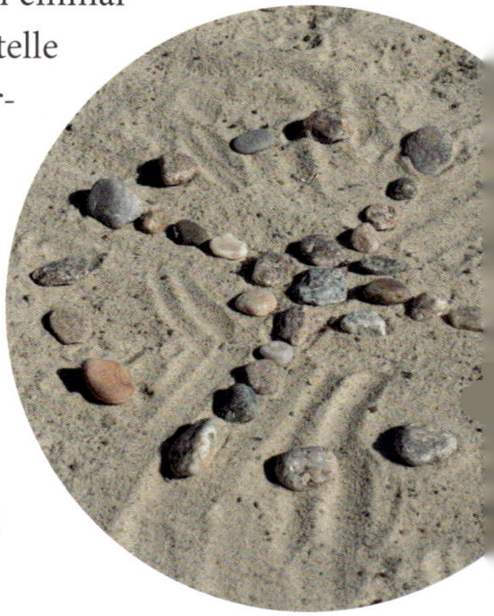

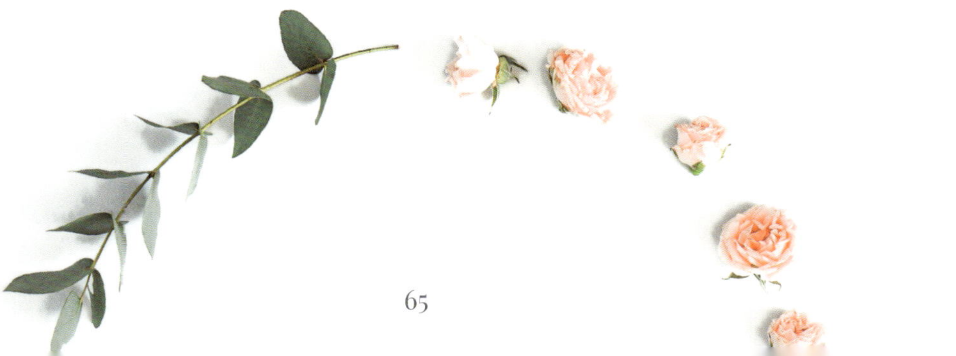

Jedes TEAMMITGLIED hat ein eigenes ZUHAUSE

Es ist wichtig, dass die jeweiligen inneren Kräfte auch in den Landschaftsbereichen, sprich in den Elementen, leben, in die sie gehören. Sonst kümmert sich zum Beispiel dein Inneres Kind um deine Erwachsenenangelegenheiten und stellt Gehaltsforderungen an deinen Chef. Das Innere Kind setzt »mehr Geld« mit »mehr Liebe« gleich und ist dadurch sehr bedürftig. Dass diese Bedürftigkeit und die Sehnsucht nach Liebe und Verbindung bei deinem Chef nicht gut ankommen und dich sehr verletzlich aussehen lassen, kannst du dir sicher gut vorstellen. Ein anderes Beispiel: Deine Innere Frau nährt voller Mitgefühl alle möglichen Menschen statt zunächst dich selbst. Wenn du einmal etwas brauchst, ist niemand für dich da, am allerwenigsten du selbst. Im ersten Fall managt das Innere Kind das Element Luft, in dem der vernünftige, bewusste und selbstbestimmte Innere Erwachsene zu Hause ist. Doch es lebt im Element Wasser, in dem es sich dem Fluss seiner Gefühle hingeben darf, in dem es sicher und behütet vom Lebensfluss getragen wird und keine Verantwortung übernehmen muss. Im zweiten Fall bedient deine Innere Frau das Element Wasser, in dem die Sehnsucht nach Liebe und Verbindung, das Innere Kind, zu Hause ist. Doch sie darf das Element Erde hüten und damit für inneren Halt und innere Fülle sorgen. Dabei fühlt sie sich wohl, und das kann sie. Wir gesagt: Wenn die inneren Kräfte zu Hause sind, dann wirken die sogenannten Selbstheilungskräfte und verwandeln Unbrauchbares in dem Leben Dienendes.

Jetzt lernen wir das jeweilige innere Zuhause deiner Kräfte kennen. Damit du noch besser verstehst, wie diese Kräfte miteinander wirken, stelle dir deine innere Landschaft kreisförmig wie das bereits erwähnte Medizinrad vor. Das Zentrum bist du, also dein Wahres Selbst. Die Mitte kannst du dir wie eine Lichtsäule vorstellen. Hier verbindet sich dein Körper mit deiner Seele, hier bist du in deiner Ganzheit zu Hause. Um diese Mitte herum sind die anderen vier Landschaftsbereiche angeordnet. Die Kräfte der vier umliegenden Bereiche streben zur Mitte und stärken dich.

Nutzen wir ein weiteres Bild, damit es noch klarer wird: Du selbst, dein Wahres Selbst, bist wie eine Radnabe. Die Bereiche um dich herum bilden insgesamt das Rad, jedes Element ist dabei ein Viertelkreis. Die Kräfte, die von den jeweiligen Bereichen aus zu dir geschickt werden, sind die Speichen, die das Rad mit der Mitte verbinden, die es stabilisieren und dir eine Bewegung erst möglich machen.

Um das Bild des Medizinrades mit deiner inneren Landschaft und den dazugehörigen Kräften zu verknüpfen, lade ich dich ein, eine Zeichnung oder Collage anzufertigen. Je mehr Sinne an dem, was du hier lernst, beteiligt sind, desto stabiler wird dein inneres Sicherheitsnetz, weil sich deine Gehirnteile auf gesunde Weise neu miteinander vernetzen. Wenn du dich nun wieder daran erinnerst, dass Angst immer aus einer inneren Abspaltung entsteht, weil dir deine Kräfte eben nicht zur Verfügung stehen, sondern das Überlebens-Ich agiert, dann verstehst du, wie wichtig das Vernetzen für dein Gefühl von Sicherheit ist.

ÜBUNG: Deine innere Landschaft gestalten

Nimm dir ein großes Blatt Papier und Stifte, und zeichne einen großen Kreis. Unterteile ihn in Viertel, und zeichne einen kleinen Kreis in die Mitte.

Beschrifte die einzelnen Felder so: Die Mitte ist dein Wahres Selbst. Das dazugehörige Element ist der Äther, das Nichtstoffliche, die Seele, wenn du es so willst. Feuer und Erde liegen einander gegenüber. Das Feuer gehört dem Inneren Mann, der Tatkraft, die Erde der Inneren Frau, der nährenden und aufnehmenden Kraft. Auch Wasser und Luft liegen einander gegenüber. Das Wasser steht für den Fluss deiner Gefühle und gehört zum Inneren Kind. Die Luft symbolisiert die innere Klarheit und das Denken, sie gehört zum Inneren Erwachsenen. Wenn du dich mit Tarotkarten auskennst, dann kannst du gern auch Schwerter für die Luft, Münzen für die Erde, Stäbe für das Feuer und Kelche für das Wasser aufschreiben. Die Mitte wird durch die großen Arkanen gebildet.

Nun hast du das Rad deiner Kräfte vor dir liegen. Die Mitte wird von dir selbst gebildet. Alle äußeren Teammitglieder arbeiten dir zu und versorgen dich mit ihren jeweiligen Kräften. Du kannst dir jetzt schon vorstellen, dass aus den Kräften, die sie dir in die Mitte senden, ein Netz entsteht, das dich stabil hält und trägt.

Lasse das Bild nun erst einmal ruhen. Du lernst gleich mithilfe von inneren Reisen die jeweiligen Landschaftsbereiche kennen. Danach kommen wir auf das Bild zurück.

Dein Inneres ist also, um es zu wiederholen, wie eine Landschaft mit unterschiedlichen Bereichen. Das kannst du dir leicht vorstellen, wenn du dir klar machst, dass der Bereich des Inneren Erwachsenen zum Beispiel der präfrontale Cortex im Gehirn ist. Ein anderer Bereich liegt tiefer im Körper, beispielsweise der weibliche Schoßraum. Das männliche Feuer findest du im Bauchbereich, das Innere Kind im limbischen System des Gehirns und im Herzen, das tiefe Wissen um deinen eigenen Weg und deinen authentischen Selbstausdruck befindet sich in allen Chakras.*

Du kannst es auch so sehen: Das Innere Kind ist hinten im Gehirn lokalisiert, der Innere Erwachsene vorn, die Innere Frau findest du auf der linken Körperseite und den Inneren Mann auf der rechten. Die Mitte ist deine Mittellinie, aus der heraus die Wirbelsäule entstand, als du dich im Mutterleib entwickeltest.

Alles hat seinen Platz, sowohl energetisch als auch physisch. Der energetische und der physische Platz sind dabei nicht immer gleich, was zeigt, dass sich alle Energien miteinander vernetzen und im Gleichgewicht miteinander schwingen müssen, damit du in deiner Mitte bist.

In jedem dieser Bereiche wirken andere Kräfte. Alle zusammen ergeben ein stimmiges Ganzes, auf das du dich verlassen kannst. Wenn alle Kräfte in ihrem jeweiligen inneren Zuhause sind und dort wirken, dann entsteht genau jene Stärke, die dort auch entstehen soll.

---

* Diese Verortung dient dem inneren Bild einer Landschaft mit verschiedenen Bereichen, in Wahrheit ist das Zusammenspiel der Kräfte sehr viel komplexer. Gleichzeitig hilft es, zu wissen, dass jede Kraft ihren Wirkungsbereich und ihre Aufgaben hat, ähnlich wie die Chakras jeweils bestimmte Energien verarbeiten.

Die HEIMAT deiner LEBENSKRÄFTE

Du hast deine innere Landschaft in Form eines Kreises gezeichnet. Jetzt lernst du die Bereiche nacheinander kennen. Mache das in der Reihenfolge, die sich für dich stimmig anfühlt, und nimm dir Zeit dafür. Später lernst du, wie du deine inneren Kräfte nach Hause bringst.

INNERE REISE:
Liebe und Geborgenheit für dein Inneres Kind

(Du hast viele Innere Kinder, denn du warst ja nicht nur in einem Lebensalter Kind. Deshalb verwende ich in dieser Reise die Pluralform.)

Mache es dir ganz bequem, und stelle dir ein Tor vor, durch das du in deine Innenwelt gelangen kannst. Tue das jetzt, gehe durch das Tor in deine innere Welt. Hinter dem Tor erwartet dich eine zauberhafte Landschaft. Ein Weg führt durch die Landschaft hindurch.
Dieser Weg ist magisch. Er führt dich immer genau zu der Stelle deiner inneren Landschaft, die du besuchen willst. Entscheide dich jetzt dafür, die Heimat deiner Inneren Kinder kennenzulernen. Der Weg blinkt einmal auf, und du weißt, er führt dich jetzt in den gewünschten Bereich.

Du gehst den Weg weiter. Er führt dich zu einem so zauberhaften Ort, wie du ihn noch nie gesehen hast. Es ist eine Mischung aus Abenteuerspielplatz, Blumenwiese, Märchenland und Zaubergarten. Es gibt für jedes deiner Inneren Kinder eine kleine Hütte, ein Zelt, eine gemütliche Höhle, vielleicht sogar ein kleines Schloss oder ein Baumhaus, je nachdem, was das jeweilige Innere Kind will. Die Heimat deiner Inneren Kinder ist genau so, wie du es dir als Kind gewünscht hättest. Es gibt Tiere, wenn dein Inneres Kind Tiere liebt, es gibt Elfen und Engel, mit denen es spielen kann. Weil du viele Innere Kinder hast, sind die Kinder hier nie allein. Außerdem gibt es ein Lichtwesen, das auf die Inneren Kinder aufpasst. Es ist gerade so, als hättest du den perfekten inneren Kindergarten mit allem, was dein Kinderherz begehrt und braucht. Die Inneren Kinder können hier toben, sich geborgen fühlen, auf einer Bühne Theater spielen, singen, lesen, sich ausruhen und ihr Lachen, ihre Leichtigkeit und ihre Fantasie entfalten. Du hast jetzt gesehen, dass sich deine Inneren Kinder an diesem Ort vollkommen geborgen und geliebt fühlen können. Hier ist ihr Zuhause, ihre innere Heimat. Wenn du sie hierher gebracht hast, müssen sie diesen Ort nie wieder verlassen, wenn sie das nicht wollen. Hier sind sie sicher und geschützt, egal, was du im Außen tust, und sie müssen sich nie wieder dem Druck und den Anforderungen deines Erwachsenenlebens stellen. Sie bleiben einfach zu Hause und spielen weiter. Beruhigt und entspannt gehst du den Weg zurück zum Tor, das dich in die Außenwelt führt.

Wie geht es dir mit dem Wissen, dass du diesen zauberhaften Ort in dir trägst? Du kannst die Kraft deines Inneren Kindes noch verstärken, indem du die Zeichnung aus der Übung »Deine innere Landschaft gestalten« (S. 68) nimmst und den Bereich des Inneren Kindes (Wasser) mit allem ausfüllst, was es glücklich macht, indem du es aufschreibst oder in Form von Bildern aufklebst. Spielsachen, ein Teddy, eine Puppe, Baumhäuser, ein gemütliches Bett, Engel, eine glückliche Familienszene – was immer dich mit dem Gefühl von Geborgenheit erfüllt, gehört in den Bereich deines Inneren Kindes.

INNERE REISE:
Geistige Freiheit für deinen Inneren Erwachsenen

Mache es dir bequem, und stelle dir ein Tor vor, durch das du in deine Innenwelt gelangen kannst. Du gehst durch dieses Tor hindurch und befindest dich jetzt in deiner inneren Landschaft. Ein Weg führt dich durch die Landschaft hindurch. Er ist magisch und führt dich immer genau dorthin, wohin du möchtest.

Du entscheidest dich, das Reich des Inneren Erwachsenen, der Klarheit und der geistigen Freiheit in dir aufzusuchen. Der Weg blinkt als Zeichen, dass er dich verstanden hat, auf, und du gehst ihn entlang.

Der Weg führt dich zu einer Klippe, von der aus sich dein Innerer Erwachsener einen Überblick über alle anderen Landschaftsbereiche verschaffen kann. Er kann aufatmen, seinen Geist öffnen und die Dinge von einer höheren Warte aus betrachten. Dieser Teil deiner inneren Landschaft ist von einem ganz besonderen Licht durchflutet: dem Licht der Klarheit. Hier kann der Innere Erwachsene überprüfen, ob du ganz und gar in deiner inneren Wahrheit lebst. Er kennt deine Werte und weiß, was dir wichtig ist. Das Licht der Klarheit sorgt dafür, dass der Innere Erwachsene sehr nüchtern und ohne Emotionen sehen kann, ob etwa ein Vertrag oder eine Vereinbarung, sei sie beruflich oder privat, einer sorgfältigen Prüfung standhält oder ob es Klauseln gibt, die du nicht erfüllen willst.

Du setzt dich auf die Klippe und öffnest dich dieser Klarheit. Auf einmal hörst du Flügelschläge, und ein Adler erscheint. Er hilft dir, großartige und kühne Gedanken zu denken, die dich begeistern und weiterbringen. Auf dieser Klippe weißt du genau, was dir wirklich wichtig ist und nach welchen Werten du dein Leben ausrichten willst. Der Adler verschafft dir einen Überblick über jede Situation deines Lebens, wenn du ihn rufst. Negative und kleinliche Gedanken verlieren sofort ihre Kraft, wenn der Adler einmal mit seinen Flügeln schlägt. In dem beruhigenden Wissen, dass du einen inneren Bereich hast, in dem du völlig klar und frei denken kannst, gehst du nun zurück zu dem Tor, durch das du gekommen bist.

Du kannst die Kraft des Inneren Erwachsenen noch verstärken, indem du die Zeichnung aus der Übung »Deine innere Landschaft gestalten« (S. 68) nimmst und den Bereich des Inneren Erwachsenen (Luft) vervollständigst. Dein spirituelles Wissen, deine Visionen, Bilder, die dir Klarheit und geistige Weite vermitteln, kluge Gedanken von anderen und dein Nein zu allem, was nicht stimmig ist, gehören in diesen Bereich. Vielleicht willst du eine Feder als Symbol für Freiheit und Leichtigkeit hinzufügen.

INNERE REISE:
Leidenschaftliche Tatkraft für deinen Inneren Mann

Mache es dir bequem, und stelle dir ein Tor vor, durch das du in deine Innenwelt gelangen kannst. Du gehst durch dieses Tor hindurch und befindest dich jetzt in deiner inneren Landschaft. Ein Weg führt dich durch die Landschaft hindurch. Er ist magisch und führt dich immer genau dorthin, wohin du möchtest.

Du entscheidest dich, die Heimat deines Inneren Mannes, den Bereich deiner feurigen Tatkraft, kennenzulernen. Der Weg blinkt als Zeichen, dass er dich verstanden hat, auf, und du gehst ihn entlang. Du spürst Freude und Aufregung in dir. Jetzt bist du im Bereich des Inneren Mannes angekommen. Hier lodert ein großes, gut abgesichertes Lagerfeuer. Es gehört nur dir. Dieses Lagerfeuer steht für alles, was dich begeistert, wofür du brennst und was dich dadurch innerlich wärmt und erfüllt. Du setzt dich an das Feuer und denkst an alles, was du in deinem Leben willst und tust. Hier spürst du sehr deutlich, ob es dir wirklich gefällt oder nicht. Wenn du an etwas denkst, was du nicht gern tust, wird das Feuer kleiner und schwächer. Denkst du an etwas, was dich begeistert und glücklich macht, schlagen die Flammen und auch dein Herz höher. Du bekommst immer mehr Lust, das, was du willst, auch zu tun, denn das ist die Kraft, die dir das Feuer gibt.

Im Bereich des Inneren Mannes gibt es einen sehr hilfreichen Verbündeten für dich, der das Feuer hütet: einen Drachen. Dieses Krafttier kann dein Feuer immer wieder neu entfachen, sollte es doch einmal erloschen sein, weil du dich zu viel mit Dingen beschäftigt hast, die dir nicht entsprechen, oder weil du zu viel für andere da warst. Der Drache ist sehr wichtig für dich, denn er erinnert dich nachdrücklich an

deine eigenen Wünsche und Ideen, wenn du deine Tatkraft an etwas verschwendest, was du gar nicht (mehr) machen willst. Außerdem bestärkt er dich darin, das zu tun, was für dich wirklich wichtig ist.
Erfüllt und beruhigt gehst du nun den Weg zurück zum Tor, das dich zurück in die Außenwelt führt. Du weißt, es gibt den Drachen, deine innere Kraft, die darauf achtet, dass dein Feuer gut brennt, und die dir auch sagt, wenn du deine Energie verschwendest. Darauf kannst du dich verlassen.

Du kannst die Kraft des Inneren Mannes noch verstärken, indem du die Zeichnung aus der Übung »Deine innere Landschaft gestalten« (S. 68) nimmst und den Bereich des Inneren Mannes (Feuer) vervollständigst. Schreibe alles auf, was dich begeistert, was dein Herz höherschlagen lässt und was du schon immer gern einmal tun wolltest. Du kannst dir auch passende Bilder suchen und sie aufkleben. Je ernster du deine Herzenswünsche nimmst, desto kraftvoller lodert dein Feuer und schenkt dir Lebensenergie und Tatkraft.

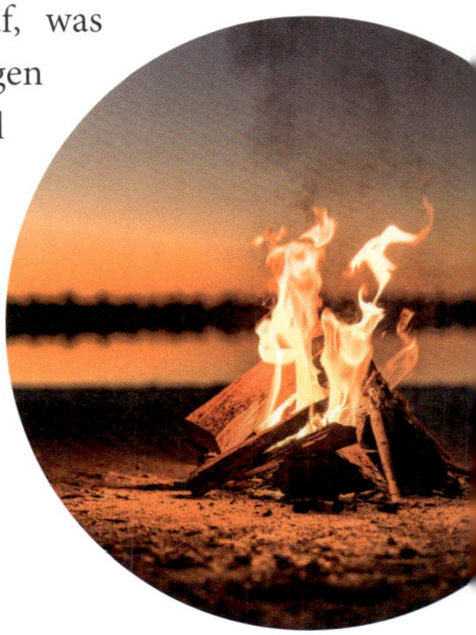

INNERE REISE:
Das Gewächshaus für deine Innere Frau

Mache es dir bequem, und stelle dir ein Tor vor, durch das du in deine Innenwelt gelangen kannst. Du gehst durch dieses Tor hindurch und befindest dich jetzt in deiner inneren Landschaft. Ein Weg führt dich durch die Landschaft hindurch. Er ist magisch und führt dich immer genau dorthin, wohin du möchtest.
Du entscheidest dich, die Heimat deiner Inneren Frau kennenzulernen. Der Weg blinkt als Zeichen, dass er dich verstanden hat, auf, und du gehst ihn entlang.
Du erreichst einen Garten mit einem großen Gewächshaus. Hier wachsen die wunderschönsten Blumen und Kräuter. Deine Innere Frau ist die Hüterin dieses Gartens. Sie weiß, welche Pflanze was braucht und wann sie es braucht. Alles, was dich nährt, sei es körperlich, geistig oder emotional, wächst hier. Alles, was du in dich aufnimmst, also Ideen von außen und Impulse deiner Seele und deines Herzens, bilden die Setzlinge und Samen, die deine Innere Frau pflanzt. Sie reifen in diesem Garten zu prachtvollen Gewächsen heran, die Früchte tragen und deren Holz du ernten kannst, um damit das Feuer des Inneren Mannes zu nähren. Die Innere Frau sorgt mit ihrer Liebe dafür, dass alles, was in dir reift und reifen will, seinen idealen Platz in diesem Garten bekommt und mit allem versorgt wird, was nötig ist. Sei dir bewusst: Immer wenn du dich für etwas interessierst, entsteht eine Art Samenkorn, das du deiner Inneren Frau reichst. Sie pflanzt es im geschützten Gewächshaus ein. Das ist die Phase, in der du ganz tief in dir spürst, dass etwas Neues heranreifen will, auch wenn du es noch nicht greifen und noch nicht darüber reden kannst. Deine Innere Frau kann eines ganz besonders

gut: neue Sorten züchten. Aus den Ideen und Informationen von außen und aus den inneren Impulsen und Visionen züchtet sie einzigartige, ganz besondere und für dich ideale neue Pflanzen, deren Früchte, Holz und Blüten für das, was du im Leben verwirklichen möchtest, genau richtig sind.
In diesem Garten gibt es viele kleine Tiere, die in der Erde leben und die Erde fruchtbar machen. Du kannst sie rufen, wenn du das Reich deiner Inneren Frau noch fruchtbarer machen willst, aber auch, wenn du etwas entfernen möchtest, was hier nicht hingehört. Die kleinen Tierchen der Erde fressen dann einfach die Wurzeln weg.
Es ist ein sehr gutes Gefühl, zu wissen, dass in deinem Garten alles wächst, was du brauchst, um gesund und erfüllt zu sein. Beruhigt verlässt du den Garten und gehst durch das Tor zurück in die Außenwelt.

Wie gefällt dir die Idee, in dir einen Garten zu haben, im dem alles wächst und gedeiht, was du in dich aufnimmst? Seien es die Informationen dieses Buches, seien es Visionen deiner Seele, Wünsche, Sehnsüchte – alles, womit du dich beschäftigst, wächst und gedeiht in dir.

Du kannst die Kraft der Inneren Frau noch verstärken, indem du die Zeichnung aus der Übung »Deine innere Landschaft gestalten« (S. 68) nimmst und den Bereich der Inneren Frau (Erde) vervollständigst. Schreibe alles auf, was du in deinem Leben haben willst, was in dir wachsen und reifen darf. Wenn du willst, kannst du es auch in Form von Bildern aufkleben.

INNERE REISE:
Pure Strahlkraft für dein Wahres Selbst

Mache es dir bequem, und stelle dir ein Tor vor, durch das du in deine Innenwelt gelangen kannst. Du gehst durch dieses Tor hindurch und befindest dich jetzt in deiner inneren Landschaft. Ein Weg führt dich durch die Landschaft hindurch. Er ist magisch und führt dich immer genau dorthin, wohin du möchtest.

Du entscheidest dich, die Heimat deines Wahren Selbst zu besuchen. Der Weg blinkt als Zeichen, dass er dich verstanden hat, auf, und du gehst ihn entlang.

Du erreichst den Mittelpunkt deiner inneren Landschaft. Schon von Weitem siehst du eine wunderschöne, funkelnde Lichtsäule, die wie eine gigantische Lichterkette strahlt und von allen Bereichen deiner inneren Landschaft aus zu sehen ist. Die Lichterkette erstreckt sich bis in die allerhöchsten Ebenen und ist sehr tief in der Erde verankert, vielleicht reicht sie sogar bis zum Erdmittelpunkt. Du selbst bist hier zu Hause, mit allem, was dich bewegt, was dich ausmacht, was dich antreibt und was sich durch dich ausdrücken will. Du bist in der Mitte sowohl mit deiner Seele als auch mit deiner schöpferischen Kraft auf der Erde, mit deiner Sexualität und mit deinem Herzen verbunden.

Du betrittst jetzt die Lichtsäule und kommst dadurch in Kontakt mit all deinen Daseins- und Bewusstseinsebenen. Wie eine sehr lange Lichterkette, die sowohl im Herzen von Mutter Erde als auch im allerhöchsten Gottesbewusstsein verankert ist, zieht sich dein Bewusstsein durch alle Ebenen des Seins, sowohl irdische als auch geistige. Du selbst bist diese Lichterkette. Durch diese Verbundenheit mit allem, was zu dir gehört, bist du dein eigener Himmel auf der Erde. Du

fühlst, dass du, wenn du in der Mitte zu Hause bist, mit deiner bewussten Wahrnehmung alle irdischen und geistigen Bewusstseinsebenen erreichen kannst, die du erreichen willst. Deine Mitte ist immer da, und sie ist immer sicher. Du spürst, dass du nur mit einem Gedanken in die Mitte zu kommen brauchst und in Sicherheit bist.
Kannst du dir vorstellen, in der Mitte deiner inneren Landschaft zu bleiben und gleichzeitig durch das Tor in die Außenwelt zurückzukommen? Ist das schwierig für dich, dann gehe den Weg zurück, und verlasse gedanklich deine innere Landschaft. Das macht nichts. Sie ist in dir, also immer da.

Du kannst die Kraft der Mitte noch verstärken, indem du die Zeichnung aus der Übung »Deine innere Landschaft gestalten« (S. 68) nimmst und ein Bild von dir in die Mitte klebst oder deinen Namen hineinschreibst. Vor allem spirituelle Menschen erleben sich selbst nicht nur als Mensch, sondern zum Beispiel auch als Engel. Alles, womit du dich selbst identifizierst und was dir hilft, dich in deiner Ganzheit zu spüren, gehört in die Mitte. Es ist deine Collage. Scheue dich nicht, all das hinzuzufügen, was zu dir gehört und dir wichtig ist.

Jetzt hast du also eine volle Collage, eine erfüllte innere Landschaft. Wie geht es dir damit? Nimm dir ruhig immer wieder Zeit, um das zu ergänzen, was dir wichtig ist und was dir Geborgenheit, Erfüllung, Begeisterung, Klarheit und das Gefühl, du selbst zu sein, schenkt.

Wir werden später deine inneren Kräfte, das Team, nach Hause bringen, damit sie für dich wirken und das eventuell vorhandene Stroh zu Gold spinnen können. Dieses Stroh schauen wir uns jetzt erst einmal genauer an.

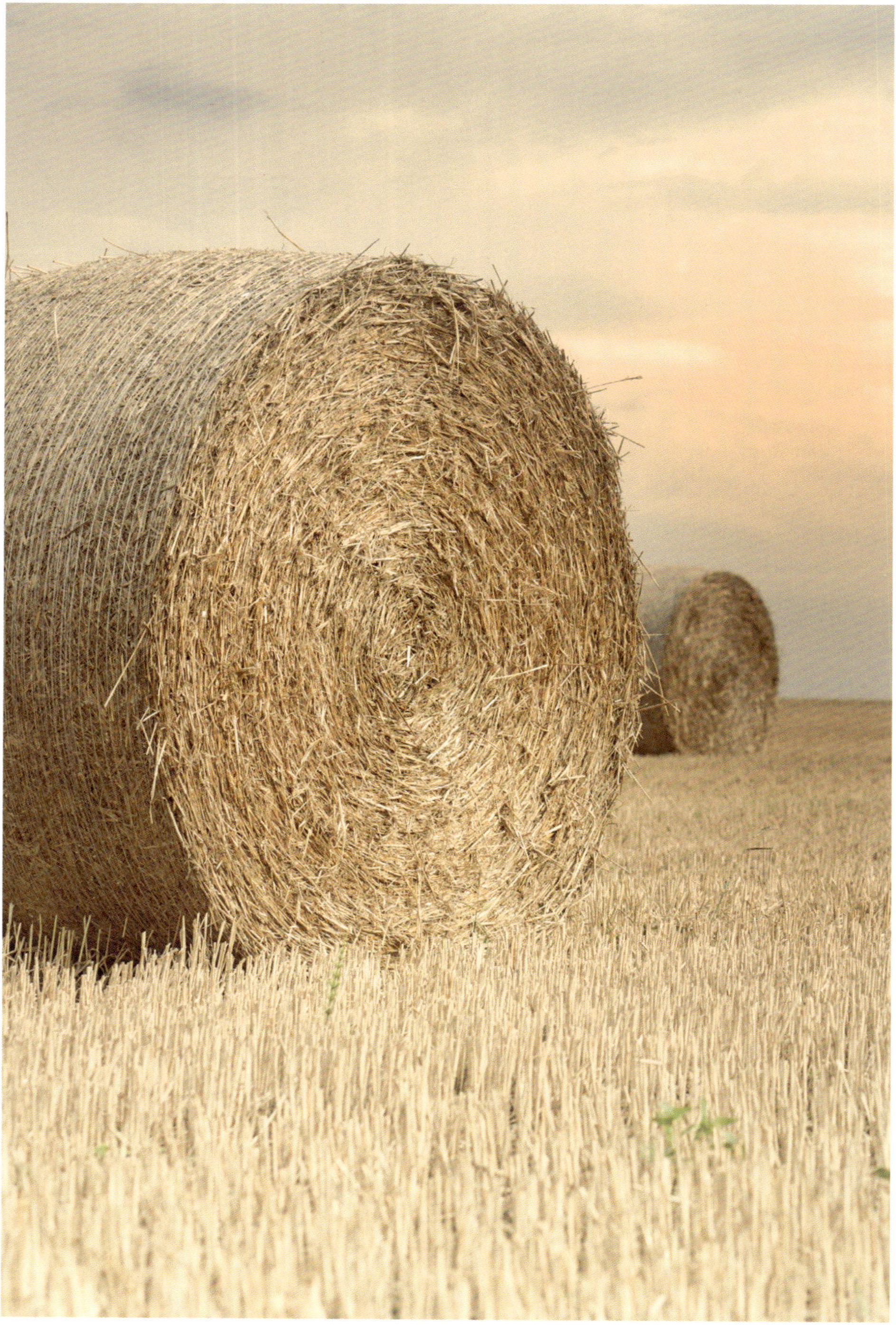

INNERE LEERE verursacht wertloses Stroh und damit Angst

Nachdem du die wundervollen Bereiche deiner inneren Landschaften kennengelernt hast, habe ich eine Frage an dich: Kannst du dir vorstellen, dass unbewohnte Bereiche in deinem Inneren sehr verführerisch sind für andere Menschen, die selbst nach Geborgenheit, Hilfe, Schutz und Sicherheit suchen? Ist es für dich also denkbar, dass andere, bewusst oder unbewusst, den Raum in dir einnehmen können, den du selbst nicht mit deinen eigenen Kräften erfüllst, und dass du das zum Teil sogar selbst verursachst?

Wenn Teile unserer inneren Landschaft leer sind, weil sich die Kräfte, die sie bewohnen sollten, nicht in ihrem Zuhause befinden, dann fühlen wir uns in diesen Bereichen auch leer. Es kann zwar sein, dass sich, wie bereits erwähnt, andere Kräfte, die ebenfalls zu uns gehören, in diesen Bereichen aufhalten und versuchen, ihre Aufgaben zu finden, doch auch das fühlt sich leer an. Also suchen wir uns Erfüllung im Außen. Wir tun sehr viel für andere und erlauben ihnen damit, unser inneres Feuer zu nutzen. Wir denken die Gedanken, die uns andere vordenken, obwohl sie uns nicht weiterbringen. Wir hüten die Inneren Kinder anderer und sorgen über Gebühr emotional für sie, statt uns um unser eigenes Inneres Kind zu kümmern. Wir lassen die Inneren Kinder anderer in der leer stehenden Heimat unseres eigenen Inneren Kindes spielen.

Alles in uns will belebt sein, sonst fühlen wir uns nutzlos und leer. Sind wir selbst nicht in unserem Inneren zu Hause, dann finden sich ungebetene Gäste ein. Nennen wir dieses Einfinden von Fremdenergien der Einfachheit halber »Invasion«. Ist dir das Wort zu stark, finde gern ein anderes für dich, doch wisse: Oftmals fühlt es sich wirklich wie eine Invasion an, und oft benehmen sich die fremden Kräfte, wenn man sie bittet, zu gehen, eher wie Eindringlinge statt wie höfliche Gäste.

Ein Beispiel: Wenn du nicht bereit und in der Lage bist, deine eigenen Gedanken zu denken, weil dein Innerer Erwachsener nicht zu Hause ist, dann durchforstest du das Internet nach Informationen über ein bestimmtes Thema, aber beziehst nicht deine eigene Wahrnehmung und das, was du selbst darüber denkst, mit ein. Sich Informationen zu beschaffen, ist gut. Gleichzeitig solltest du dir deine eigenen Gedanken machen und deine Sicht der Dinge erforschen, sonst kannst du nicht unterscheiden, welchen Informationen du vertrauen kannst und welchen nicht. Der Innere Erwachsene kann das nicht nur, er will es auch. Er regiert, wenn du an die Bedürfnispyramide denkst, besonders auf der Ebene, auf der du etwas lernen und verstehen willst. Wenn du allerdings nie denken durftest, was du wolltest, weil in deiner Familie strenge Regeln über das, was richtig und was falsch ist, galten, dann hast du nie gelernt, deinen eigenen Gedankengängen uneingeschränkt zu folgen und Themen ungeachtet dessen, ob sie anderen gefallen oder nicht, zu Ende zu denken. Die ungebetenen Gäste sind die starren Regeln deines Elternhauses, die dir verbieten, zu denken, was du wirklich denkst, und die dir stattdessen eine sprichwörtliche mentale Schere in den Kopf gesetzt haben. Die Gäste, die du einlädst, sind die Informationen, die du dir aus dem Internet besorgst. Weil du nie gelernt hast, Gedanken zu denken, die dem Glaubenssystem deiner Eltern widersprechen, denn das hätte dich als Kind in einen Konflikt gebracht, fällt es dir schwer, aus den Informationen, die du von außen bekommst, das herauszufiltern, was für dich passt, und mithilfe deines Bewusstseins und deiner Geisteskraft deine eigenen Rückschlüsse zu ziehen.

Dieses Herausfiltern dessen, was für dich wichtig und richtig ist, ist deine alchemistische Fähigkeit, Stroh zu Gold zu spinnen.

Damit du noch besser verstehst, wie deine Ängste entstehen, wenn deine inneren Kräfte nicht zu Hause sind, kannst du dir genauer anschauen, was geschieht, wenn äußere Kräfte auf deine innere Landschaft einwirken.

Sind deine inneren Kräfte nicht in ihrem jeweiligen Zuhause, dann hast du gleich vier Probleme:

› Der jeweilige innere Landschaftsbereich liegt brach, und du fühlst dich leer.
› Deine eigene Kraft, die ihn beleben sollte, streift ziellos in Bereichen umher, in denen sie nichts zu suchen hat.
› Deine eigene Kraft sucht sich andere Aufgaben und kümmert sich um die Angelegenheiten anderer Menschen, deren jeweilige Kraft auch nicht zu Hause ist: Du mischst dich ein.
› Andere Menschen nutzen deine inneren Räume für sich selbst und nisten sich energetisch bei dir ein. In jedem inneren Bereich fühlt sich das anders an, aber hilfreich ist es nie.

Oft genug suchen sich also unsere inneren Kräfte, unsere Teammitglieder, im Außen ihre Aufgaben und ihren Schutz.

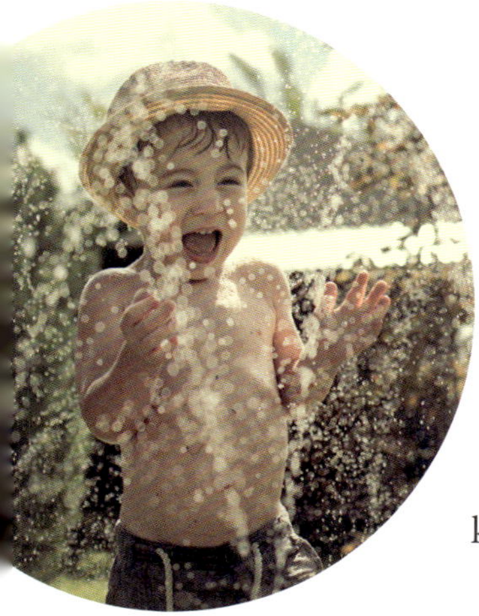

Beim Inneren Kind (Wasser) sehen wir es ganz deutlich. Wenn es nicht in seinem Bereich ist, in dem es sich sicher und geborgen fühlt, deinem Herzschlag lauschen kann und einfach spielen darf, ohne sich um Erwachsenenangelegenheiten zu kümmern, dann haben wir unsere schon bekannten vier Probleme:

- Der Bereich deines Inneren Kindes bleibt unbelebt. Niemand spielt, niemand lacht, niemand erzeugt die Leichtigkeit und Freude, die ein Inneres Kind erschafft, wenn es sich sicher und geliebt weiß.
- Das Innere Kind stromert in Bereichen herum, in denen es durch seine Verletzlichkeit eher schadet als nutzt und dich daran hindert, große, kühne Ziele zu verfolgen, anders als deine Familie zu denken oder zu sagen, was du dir wünschst und was du brauchst. Es hat schlichtweg Angst, wieder verlassen oder verletzt zu werden.
- Die Gefahr, dass sich dein ungehütetes Inneres Kind an einen außenstehenden Menschen wendet und von ihm fordert, was es in dir nicht findet, weil es nicht weiß, wo es suchen soll, ist groß. Und schon wirst du emotional abhängig und weißt gar nicht, warum.
- Die Wahrscheinlichkeit ist hoch, dass sich fremde Innere Kinder, die auch nicht wissen, wohin, in das kuschelige, aber leer stehende Zuhause deiner Inneren Kinder einnisten. Du fühlst dich auf einmal weit über Gebühr verantwortlich für die Gefühle und Empfindungen anderer.

Die Schwierigkeiten, die entstehen, wenn die Innere Frau (Erde) nicht zu Hause ist, sehen so aus:

- Ihre eigener Landschaftsteil, die Körperweisheit und der Schoßraum, bleibt unbelebt und unbeachtet. Du bist nicht in Kontakt mit deiner Innenwelt und weißt nicht, was dir guttut, was du fühlst und was deine innere Stimme dir sagen will. Deshalb kannst du auch nicht für dich sorgen.
- Die Innere Frau bewegt sich ziellos in Bereichen, in denen sie nicht hilfreich ist, und versucht, zu fühlen, was dort an Fürsorge und nährender Aufmerksamkeit gebraucht wird. Doch nicht überall ist diese Fürsorge vonnöten. Sie versucht zum Beispiel, den Inneren Mann zu nähren, statt ihn einfach in die Handlung kommen zu lassen. Dadurch hältst du dich ewig mit sogenannten Befindlichkeiten auf, statt Entscheidungen zu treffen und das zu tun, was ansteht.
- Die Innere Frau kümmert sich allzu sehr um die Bedürfnisse anderer, weil es ihre Natur ist, zu spüren, wo etwas fehlt, und den Mangel mit Fürsorge, Aufmerksamkeit und ihrer liebenden Kraft auszugleichen. Du wirst anderen gegenüber überfürsorglich.
- Die Wahrscheinlichkeit, dass andere Menschen ihre eigenen Wünsche in dich einpflanzen, ist groß, wenn deine Innere Frau nicht dafür sorgt, dass nur das in dir reift, was zu dir gehört. Irgendetwas will in dir wachsen, also sind es die Wünsche und Anforderungen anderer an dich. Du wirst überfürsorglich, hast immer ein offenes Ohr, nimmst jedes Anliegen anderer in dich auf und machst es zu deinem.

Wenn der Innere Mann (Feuer) nicht in seinem Bereich zu Hause ist, dann erlebst du Folgendes:

- Dein Feuer der Leidenschaft, das, wofür du brennst, lodert ungehütet vor sich hin und wird nicht in Taten umgesetzt, die dich begeistern und erfüllen. Dein Inneres weiß von dem Feuer, doch es ist niemand da, der ihm Ausdruck verleihen könnte. »Ich würde gern«, sagst du, doch du tust es nicht.
- Deine Tatkraft sucht sich Ersatzaufgaben, denn irgendetwas will und muss dein Innerer Mann tun, um sich zu spüren. Du stürzt dich in Projekte, die dich nicht wirklich oder nur zum Teil erfüllen. Diese Projekte sind Ersatzhandlungen für das, was du in Wahrheit tun willst. Sogar dann, wenn du deine Berufung lebst, kann ein Zuviel davon eine Ersatzhandlung für noch unerfüllte Ziele werden.
- Dein Innerer Mann steht anderen zu oft mit seiner Tatkraft zur Verfügung. Er hilft ihnen ständig bei deren Projekten, statt sich um deine Ziele zu kümmern. Du wirst unzufrieden und unterschwellig oder offen aggressiv.
- Andere Menschen bringen dir ihr Holz, ihre Aufgaben, und verlangen von dir, dass du es für sie verbrennst, also erledigst. Du wirst über Gebühr von anderen um Hilfe gebeten und kannst nicht Nein sagen.

Fehlt dein Innerer Erwachsener (Luft) in seinem inneren Lebensraum, dann hat das ebenfalls Folgen:

- Deine Fähigkeit, die Dinge analytisch zu betrachten, logisch und in größeren Zusammenhängen zu denken und damit deine eigene Sicht der Dinge zu entwickeln, liegt brach. Du denkst, was andere dir vorbeten, und bist deshalb nicht in der Lage, eigene Entscheidungen zu treffen und die Verantwortung dafür zu übernehmen.
- Der Innere Erwachsene mischt sich in Angelegenheiten ein, die ihn nichts angehen und bei denen er stört. Du durchdenkst deine Projekte zu lange, statt auch einmal zu handeln, wenn dein Innerer Erwachsener am Feuer des Inneren Mannes sitzt. Du redest dir deine Wahrnehmung aus, wenn er die Innere Frau ersetzen soll, oder du denkst deine Gefühle, statt sie zu fühlen, wenn er sich im Reich des Inneren Kindes herumtreibt. Manchmal, das erkennst du jetzt, schicken wir unsere Gedankenkräfte sogar bewusst in Lebensbereiche, in denen sie nichts zu suchen haben, damit wir nicht fühlen oder handeln müssen.
- Wenn dein Innerer Erwachsener sich nicht um deine Angelegenheiten kümmert und deine Entscheidungen trifft, dann tut er das für andere. Er weiß ständig, was das Beste für andere wäre, statt zu erkennen, was das Beste für dich ist. Statt die Verantwortung für die eigenen Entscheidungen zu übernehmen, schiebt er die Verantwortung von sich. Du fühlst dich als Opfer der Umstände.
- Andere Menschen vernebeln deine Klarheit mit ihren Ideen und Gedanken. Sie sagen dir, was du denken, welche Werte du haben und wie du entscheiden sollst.

Wenn der innere Landschaftsbereich deiner spirituellen Anbindung, deine Mitte, nicht von deinem Wahren Selbst (Äther) bewohnt wird, dann fühlt sich das so an:

› Du hast das Gefühl, wie abgeschnitten von deiner Seele zu sein, fühlst dich ohne spirituellen Halt und kannst keinen höheren oder tieferen Sinn in dem erkennen, was dir geschieht und was du erlebst. Du sehnst dich womöglich nach deiner seelischen Heimat, doch du findest keinen Zugang zu ihr.
› Dein Wahres Selbst weiß nicht, wohin. Es gibt dir Impulse, doch du hörst sie nicht. Es irrt verloren durch deine innere Landschaft und erzeugt in jedem Bereich Haltlosigkeit, Einsamkeit und das Gefühl, von dir selbst abgeschnitten zu sein. Das Überlebens-Ich übernimmt das Steuer deines Lebens.
› Weil dein Wahres Selbst nicht zu Hause ist, suchst du spirituelle Botschaften und Informationen im Außen. Du fühlst dich abhängig von der Spiritualität anderer und hältst dich an Weisheitslehren, Welt- oder Naturreligionen fest, statt zu prüfen, wie sich deine eigene Spiritualität anfühlt und welche Wahrheiten du leben möchtest. An die Stelle deines Wahren Selbst setzt du zum Beispiel einen Guru. Du wirst dogmatisch.
› Andere Menschen übernehmen die Verantwortung für dich und dein Wohlergehen. Du bist aber kein Kind mehr, und so fühlt sich das eher nach Kontrolle als nach Fürsorge an.

Anders gesagt: Ist dein ganzes inneres Team zu Hause, dann ist deine innere Landschaft belebt, sie ist erfüllt, und niemand anderer wird sie einnehmen, weil sie bewohnt ist und bewirtschaftet wird. Die Teammitglieder können das erschaffen, wozu sie da sind, und dich mit Stärke, Freude Leichtigkeit, Zufriedenheit und Klarheit erfüllen. Dein Überlebens-Ich ruht sich aus und bleibt entspannt. Welche Kräfte genau durch dein inneres Team erzeugt werden, erfährst du jetzt. Bezeichnen wir diese Kräfte doch einfach als die Goldfäden, aus denen das innere Sicherheitsnetz gesponnen wird.

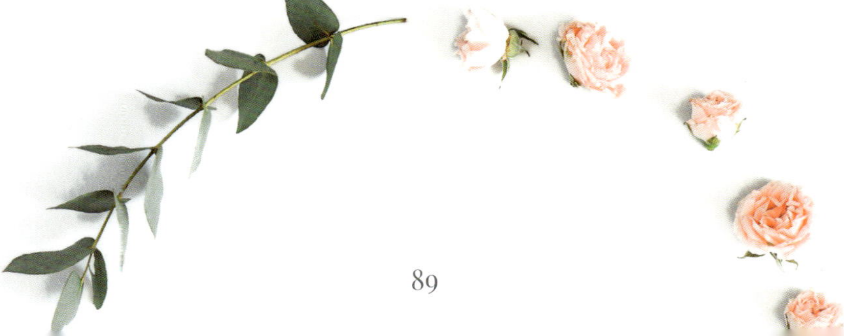

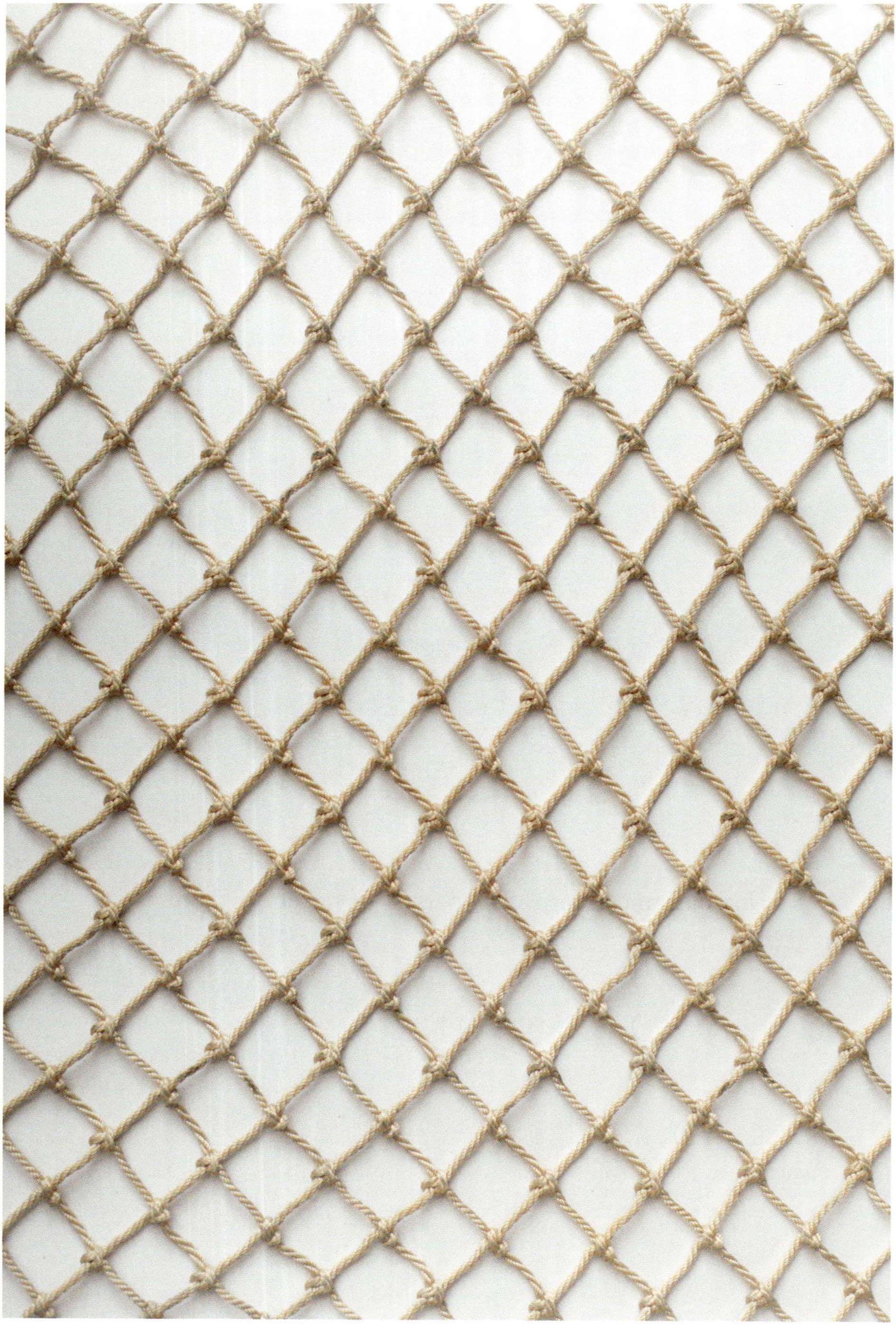

Die goldenen Fäden unseres SICHERHEITS-NETZES

Wir haben über die inneren Landschaftsbereiche und ihre Eigenschaften gesprochen. Wir haben auch das Sicherheitsnetz erwähnt, das in deinem Inneren geknüpft wird und das dich in jeder Situation trägt. Damit ein Netz gesponnen werden kann, braucht es Seile oder Fäden.

Stelle dir Folgendes vor: In jedem der verschiedenen Bereiche deiner inneren Landschaft wird ein anderer psychischer Faden gefertigt, wenn der jeweilige dazugehörige innere Anteil dort zu Hause ist und du ihm erlaubst, seine Möglichkeiten gut zu nutzen.

Um das mit dem Faden besser verstehen zu können, erinnern wir uns an das Märchen Rumpelstilzchen: Rumpelstilzchen als Naturwesen kann Stroh zu Gold spinnen und hilft der Müllerstochter, diese Aufgabe zu erledigen. Es hat alchemistische Kräfte, die sie für sich nutzt. Wir können dieses Bild und diese Kraft für uns einsetzen. Mit Stroh ist in diesem Fall kein wertvolles Baumaterial oder Nahrung bzw. Einstreu für Tiere gemeint, sondern etwas, was wertlos ist, weil es sehr schnell bricht, brennt oder verrottet. Mit ihm lässt sich nichts dauerhaft Haltbares erschaffen. Würden wir zum Beispiel ein Tau aus Stroh flechten, wäre es nicht sehr witterungsbeständig.

Stellen wir uns weiterhin vor, in unserer bislang nicht gut versorgten und behüteten inneren Landschaft gäbe es sehr viel Stroh als Synonym für wenig Nährendes, Vertrocknetes, Überflüssiges und Unlebendiges. Das gedachte Stroh in der inneren Landschaft besteht aus negativen Grundüberzeugungen, die sich durch schmerzliche Erfahrungen wie Beschämung, Verrat, Verlassenwerden, Nichtgesehenwerden oder gar Gewalt gebildet haben, alle ungelebten Träume, alles, was wir vermeiden, obwohl es uns Freude bereiten würde. Alles, was wir also in uns tragen, aber in Wahrheit nicht mit unserer Energie und Aufmerksamkeit versorgen wollen, ist Stroh.

Unbewusst wissen wir, dass unsere innere Landschaft voll davon ist und dass daraus nichts Stabiles entstehen kann. Trotzdem knüpften wir unser bisheriges Sicherheitsnetz aus eben diesem Stroh. Wir glauben, dass wir sicher sind und keine Angst haben müssen, wenn wir es anderen recht machen, wenn wir ihren Vorstellungen folgen, wenn wir viel zu viel Besitz anhäufen oder allzu spartanisch leben und wenn wir das, was uns lebendig sein lässt, unterdrücken, verleugnen und nicht ernst nehmen. Gegen die Angst handeln wir also auf eine Weise, die noch mehr Angst macht, weil wir es nie anders gelernt haben.

Das unbewusste Wissen um das viele Stroh, das durch Angsterfahrungen überhaupt erst entstanden ist, verstärkt diese Angst und erzeugt gleichzeitig noch mehr Angst. Unser Inneres weiß, dass wir in uns selbst keinen echten Halt finden. Um uns auf diesen Umstand hinzuweisen, produziert das Gehirn immer mehr Angst. Stroh erzeugt also noch mehr Stroh. Unser Sicherheitsnetz aus Stroh wird immer wieder nachproduziert und verrottet genauso schnell. Wir rennen dem Gefühl nach Sicherheit hinterher und müssen unser Strohnetz immer schneller nachproduzieren, es anderen noch mehr recht machen, noch mehr arbeiten, uns noch mehr verleugnen.

Wenn wir uns sicher fühlen wollen, sollten wir das Strohnetz durch ein tragendes, stabiles, aus unseren wahren Kräften geknüpftes Sicherheitsnetz ersetzen. Zum Glück gibt es Hilfe.

Das Team, die inneren Kräfte, die diese Landschaft bewohnen und bestellen sollten, sind wie das Rumpelstilzchen in der Lage, aus dem Stroh Goldfäden zu spinnen, indem sie mit ihrer Liebe, Fürsorge und all dem, was sie ausmacht, einfach da sind. Diese Goldfäden sind extrem haltbar, vollkommen reißfest und zudem wunderschön. Werden sie in der Mitte zusammengeknüpft, entsteht ein äußerst stabiles Geflecht, ein Netz aus Goldfäden, auf das wir uns verlassen können und das uns die Angst nimmt, weil es echt ist. Es schimmert und strahlt, sodass wir es jederzeit in uns finden können. Das innere Sicherheitsnetz schenkt uns Vertrauen, das uns in jeder Situation auffängt und trägt. Je stärker die Fäden sind, umso sicherer und weniger ängstlich fühlen wir uns.

Schauen wir uns an, was die inneren Kräfte für dich tun können, mit welcher alchemistischen Grundüberzeugung sie Stroh zu Gold spinnen und welche Goldfäden sie für dein Sicherheitsnetz herstellen.

Damit du das, was du gleich über die einzelnen Teammitglieder liest, noch besser in dich aufnehmen kannst und damit es sich in deinem Gehirn mit schon Gelerntem verknüpft, probiere Folgendes: Erinnere dich an die innere Reise, die du zur Heimat des jeweiligen inneren Anteils gemacht hast, und stelle dir beim Lesen vor, du wärst dort. Du kannst auch deine Collage holen und dir vorher den von dir gestalteten Bereich des Anteils anschauen, über den du gleich liest. Auf diese Weise entsteht in dir ein neuronales Netzwerk, das goldene Netz deiner Sicherheit.

Der GOLDFADEN des INNEREN ERWACHSENEN

Der Innere Erwachsene fühlt sich wohl, wenn er sich umfassend und möglichst objektiv über das, was für ihn wichtig ist, informieren kann und daraufhin die nötige Zeit bekommt, sorgfältige Entscheidungen zu treffen.

GOLDFADEN:
Selbstverantwortung
ALCHEMIE:
»Ich kann Entscheidungen treffen,
die für mich richtig sind,
und bin dabei in Sicherheit.«

Erwachsen sein bedeutet, in der Lage zu sein, nach reiflicher Überlegung die Verantwortung und die Folgen für das, was du entscheidest, voll und ganz zu tragen. Du bist gereift und hast bewussten Zugriff auf deine Fähigkeiten. Du kannst eine Sache nüchtern und von allen Seiten betrachten und nimmst dir Zeit dafür. Du holst dir jene Informationen ein, die du brauchst, um Klarheit zu erlangen und zu dir passende Entscheidungen zu treffen. Weil du bereit und in der Lage bist, die volle Verantwortung für deine Handlungen zu tragen, achtest du sorgfältig darauf, dass deine Entscheidungen wirklich für dich stimmig sind. Du respektierst also das, was für dich richtig ist, und entscheidest entsprechend, sogar dann, wenn es anderen nicht gefällt. Daraus erwächst deine Selbstverantwortung.

Aus dieser verantwortungsbewussten Haltung dir gegenüber entstehen wiederum Selbstwertgefühl und Selbstachtung. Sie bewirken, dass du erkennst, dass es dir gut gehen darf, dass du wertvoll bist und dass du deshalb dafür sorgen kannst, dir selbst nur das zu geben, was für dich das Beste ist. Um echtes, nicht nur aufgesetztes Selbstwertgefühl zu entwickeln – ja, man kann sogar Würde sagen –, musst du dich also so verhalten, dass du dir selbst Hochachtung entgegenbringen kannst, indem du die Verantwortung für deine Entscheidungen voll und ganz übernimmst. Was heißt das?

Schauen wir uns das Gegenteil an: Wenn du deiner Intuition für richtig und falsch nicht gehorchst, sondern dich selbst beschwichtigst und anders entscheidest, als du es in Wahrheit für richtig hältst (vielleicht, um anderen zu gefallen, oder aus Angst um den Job), dann wirst du dich unweigerlich selbst verachten – heimlich, still und leise oder offen und laut. Das Gefühl für deinen Wert und für deine Würde entsteht, wenn du erkennst: Du bist ein wertvoller Mensch, der sich so entscheidet, wie sein Innerstes es ihm sagt, der mutig seinen Weg geht und der sich für sich und das, was ihm wichtig und heilig ist, mit den ihm zur Verfügung stehenden Mitteln einsetzt.

Du kannst den Inneren Erwachsenen mundtot machen und somit Stroh produzieren, indem du nicht bereit bist, herauszufinden, was du wirklich willst, und die Verantwortung für deine Entscheidungen zu tragen. Das Stroh entsteht, wenn deine Überzeugungen und deine Entscheidungen nicht dem entsprechen, was für dich in Wahrheit stimmig ist, sondern zum Beispiel die unreflektierten Ansichten anderer spiegeln.

Der GOLDFADEN des INNEREN MANNES

Der Innere Mann fühlt sich wohl, wenn er das tun kann, was er will und ihn begeistert. Dazu gehören auch unliebsame Tätigkeiten, aber nur, wenn sie einem für dich wichtigen größeren Ziel dienen (beispielsweise die Buchhaltung, weil du dich selbstständig machen willst).

GOLDFADEN:
Selbstwirksamkeit
ALCHEMIE:
»Ich kann die Ziele, für die ich brenne,
erreichen und bin dabei in Sicherheit.«

Unter Selbstwirksamkeit versteht man das angeborene (unbewusste) und weiterentwickelte (bewusste) Wissen, dass man das, was man in die Welt bringen will, mit den eigenen Handlungen erreichen kann. Wenn wir eine Fertigkeit erlernen wollen und unsere Selbstwirksamkeit kennen, weil wir sie in anderen Bereichen erfahren haben, dann trauen wir uns zu, diese Fertigkeit auch nach entsprechender Übung zumindest so gut zu beherrschen, dass wir unser persönliches Ziel erreichen. (Wenn du zum Beispiel reiten lernen willst, um entspannt mit deinem Pferd im Schritt ins Grüne zu gehen, musst du kein perfekter Springreiter sein.) Es ist jene Kraft, die uns an einem kleinen Kind so fasziniert, das felsenfest davon überzeugt ist, dass es eines Tages laufen wird, wenn es das nur immer wieder übt. Zu diesen eigenen Handlungen gehört auch, gegebenenfalls um Hilfe zu bitten, wenn wir an unsere Grenzen stoßen.

Eine gut entwickelte Selbstwirksamkeit schenkt uns Freiheit und echte Unabhängigkeit statt des verbissenen »Ich muss alles allein machen«. Selbstwirksamkeit ist das Gegenteil des toxischen »Ich bin nicht genug, egal, wie sehr ich mich auch anstrenge«. Wir wissen, wenn unsere Selbstwirksamkeit gut entwickelt ist, dass wir auch in schwierigen Situationen handlungsfähig bleiben. Der Innere Mann als Symbol für die eigene Tatkraft erschafft Selbstwirksamkeit, wenn er dem, wofür wir brennen, folgen darf. Selbstwirksamkeit setzt meistens eine Phase voraus, in der wir eine Fertigkeit erlernen und üben, auch einmal scheitern und es immer wieder probieren, bis wir sie beherrschen. Der Innere Mann ist durch seine Leidenschaft und Tatkraft in der Lage, sich immer wieder aus dem bereits Erlernten und Erfahrenen herauszubewegen und sich neue Lebensbereiche zu erobern, wenn unser Herz dafür brennt. Er wächst an seinen Herausforderungen.

Du produzierst Stroh, wenn du deinem Inneren Mann die Hände bindest und eben nicht in Taten umsetzt, was du gern tun möchtest, oder deine Tatkraft allzu sehr für die Ziele anderer einsetzt. Stroh entsteht dann, wenn er seine Tatkraft für etwas verschwenden muss, für das du nicht brennst, und wenn die Ziele, die du erreichen willst oder sollst, zu hochgesteckt oder, zum Beispiel durch Krankheit wie Depression oder eine Sucht, nicht erreichbar sind. Auch zu niedrig gestellte Anforderungen bedeuten Stroh für den Inneren Mann, der eine gewisse Herausforderung braucht, um Selbstwirksamkeit zu entwickeln.

Der GOLDFADEN der INNEREN FRAU

Die Innere Frau fühlt sich wohl, wenn sie ihrem eigenen Rhythmus folgen kann und fühlen, wahrnehmen und mit ihrer Aufmerksamkeit nähren darf, was sie im Inneren berührt und interessiert.

GOLDFADEN:
Selbstvertrauen
ALCHEMIE:
»Ich fühle und nähre, was für mich wichtig ist,
ich vertraue meiner Wahrnehmung
und bin dabei in Sicherheit.«

Selbstvertrauen erlangen wir, indem wir den Mut haben, uns selbst und unseren Wahrnehmungen zu vertrauen und sowohl sie als auch unsere eigenen Werte zur Handlungsgrundlage zu machen. Uns selbst zu vertrauen, bedeutet also zum einen, dass wir das, was wir intuitiv wissen und was wir aus uns selbst heraus für richtig und stimmig erkennen, für wahr halten und uns entsprechend verhalten. Zum anderen heißt es, dass wir uns selbst ein verlässlicher Gefährte sind: Was wir sagen, machen wir auch. Was sich nicht gut anfühlt, lassen wir. Wenn wir etwas nicht wollen, können wir es genauso kommunizieren wie unsere eigenen Wünsche und Bedürfnisse. Wir sind dann jemand, dem wir selbst vertrauen können, wenn wir unsere Wahrnehmungen, Gefühle, Wünsche, Impulse und Ideen nicht ständig infrage stellen.

Das hört sich leichter an, als es ist, sind wir es doch gewohnt, unserem eigenen Bauchgefühl zu misstrauen. Doch gerade dieses tiefe innere Gefühl für das, was für uns stimmig ist und was nicht, bildet ein sehr wichtiges Gegengewicht zur Angst.

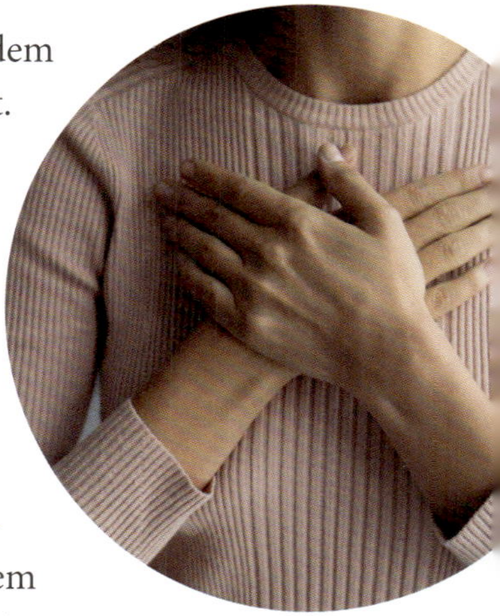

Die Innere Frau wird im Medizinrad mit dem Element Erde und dem Körper gleichgesetzt. Da es immer der Körper ist, der Angst produziert, hilft es dir sehr, wenn du der Körperweisheit lauschst und dich nach ihr richtest. Du spürst, wenn etwas für dich richtig ist, genauso wie du spürst, wenn du etwas nicht willst. Deine Innere Frau ist ein Symbol für deine Fähigkeit, deine Innenwelt wahrzunehmen, egal, ob du männlich oder weiblich bist. Du stärkst sie, indem du dir selbst und dem, was deine innere Stimme dir sagt, zuhörst und glaubst. Du stärkst sie auch, indem du auf dein Körpergefühl achtest und wahrnimmst, ob dir zum Beispiel etwas den Atem nimmt oder ob du dich entspannen und aufatmen kannst. Immer dann, wenn du dich selbst ernst nimmst und dir zuhörst, wenn du verstehen willst, was deine innere Stimme dir sagt, erlaubst du deiner Inneren Frau, zu wirken.

Du produzierst Stroh, indem du deine Wahrnehmungen und deine Intuition ignorierst oder sie als Einbildung abtust. Stroh entsteht immer dann, wenn du den Wahrheiten anderer mehr glaubst als deinen eigenen und dich zu viel mit den Angelegenheiten anderer beschäftigst, statt deine eigenen Wünsche, Ideen und Impulse in dir zu hüten und sie mit deiner Aufmerksamkeit zu nähren.

Der GOLDFADEN des INNEREN KINDES

Das Innere Kind fühlt sich wohl, wenn es seine Bedürfnisse nach Spaß, Liebe, Geborgenheit und Sicherheit ausdrücken darf und erfüllt bekommt und wenn es bei den Angelegenheiten des Erwachsenen nicht mitmachen muss.

GOLDFADEN:
Selbstliebe
ALCHEMIE:
»Ich kann sagen, was ich brauche,
um mich geliebt und geborgen zu fühlen,
und bin dabei in Sicherheit.«

Dass du dich selbst liebst, spürst du, wenn du liebevoll und achtsam mit dir umgehst, deine eigenen Bedürfnisse wahrnimmst und dafür sorgst, dass sie erfüllt sind. Ganz besonders wichtig ist das bei dem verletzlichsten und emotionalsten Anteil deiner selbst: dem Inneren Kind. Hier findest du dein Bedürfnis nach emotionalem Schutz, Geborgenheit und emotionaler Sicherheit. In der Selbstliebe nimmst du deine Bedürfnisse nach Sicherheit und Anerkennung ernst, du gibst deinem Inneren Kind die Liebe, die es braucht, und du projizierst weder deinen Wunsch danach, anerkannt und gesehen zu werden, noch den Wunsch, Fürsorge und Geborgenheit zu bekommen, auf andere Menschen oder gar auf Tiere. Selbstliebe zu praktizieren, bedeutet, dass du so mit dir umgehst, als wärst du deine beste Freundin, dein liebster Freund und als wäre dein Inneres Kind ein über alles geliebtes Wesen, für das du da bist, dem du zuhörst und dem du, weil du es liebst, gibst, was es braucht. Besonders hilfreich ist es, dem Inneren Kind zu zeigen, dass es in dir sicher ist, gerade so, als wäre es eine kleine Matroschka-Puppe. Du selbst bist die große Puppe. Das Innere Kind gehört nach innen, in dich hinein.

Dass du dich selbst liebst, spürst du, indem du deinem Gefühl für das, was du brauchst, glaubst und insbesondere den Anteilen in dir zuhörst, die verletzt und einsam sind, weil man ihnen eben nicht geglaubt hat. Das kann eine große Herausforderung sein, falls du es dir zu eigen gemacht hast, die verletzlichen Anteile in dir abzulehnen. Umso wichtiger ist es, dass du dich ihnen wieder zuwendest.

Du erzeugst Stroh, wenn du deinem Bedürfnis nach Geborgenheit mit Härte begegnest, dir genau deshalb unbewusst diese Geborgenheit bei anderen Menschen zu holen versuchst und dich dafür selbst verleugnest. Die Strohfäden, die entstehen, wenn du nicht liebevoll und bewusst für dein Inneres Kind sorgst, sind Abhängigkeit von anderen sowie verdrängte tiefe innere Einsamkeit – der Hauptauslöser für jede Angst.

Der GOLDFADEN des WAHREN SELBST

Das Wahre Selbst fühlt sich wohl, wenn du deine innere Wahrheit auch im Außen lebst und die Verantwortung dafür übernimmst, dich so zu zeigen, wie du bist. Es braucht eine zu dir passende Umgebung, in der du so, wie du bist, wachsen, blühen und reifen kannst.

GOLDFADEN:
Selbstbewusstsein
ALCHEMIE:
»Ich erkenne den Weg meiner Seele
und folge ihm rückhaltlos.
Dabei bin ich immer in Sicherheit.«

Selbstbewusst sein bedeutet, sich seiner selbst bewusst zu sein, also zu wissen, wer man ist, und das für sich in Anspruch zu nehmen, zu glauben und zu nutzen. Wenn du ein Bewusstsein für dich entwickelst, dann spürst du, dass du ein geistiges und ein körperliches Wesen zugleich bist. Du weißt, dass du mit ein wenig Übung in der Lage bist, mit den verschiedenen Bewusstseinsebenen, in denen du existierst, zu kommunizieren und dich selbst auf allen Ebenen wiederzufinden. Du spürst und erkennst außerdem, dass du in Wahrheit vollkommen frei bist. Deshalb kannst du die Verantwortung für dein Leben übernehmen. Vollkommen frei zu sein, bedeutet, dass du dir darüber bewusst bist, dass du dein Leben selbst gestaltest und erschaffst. Sogar die Schatten, also das, was dich enger und kleiner macht, als du in Wahrheit bist, erschaffst du selbst. Wie ist das gemeint?

Nur Lichtundurchdringliches kann Schatten werfen. Je mehr du in deiner Mitte ankommst und dir deines Lichts und deiner Stärke bewusst bist, desto mutiger kannst du die Anteile in dir, die noch Schatten werfen, mit dem Licht deines Bewusstseins, deiner Liebe und deines Selbstmitgefühls durchfluten. Anders gesagt: Je lichtdurchlässiger, das heißt, je berührbarer und echter du wirst, desto weniger Schatten werfen die heute noch verdichteten, weil verletzten Anteile in deinem Inneren. Lichtdurchlässig zu werden, setzt voraus, dass du die Schattenbereiche deiner selbst erkennst und anerkennst, in welchen Lebensbereichen du aus Angst vor Verletzung und Einsamkeit statt aus dem Vertrauen in dich selbst handelst, denkst und fühlst. Dein Wahres Selbst weiß das. Es ist sich darüber bewusst, und es übernimmt die volle Verantwortung dafür, dass alles in dir so lichtdurchlässig, also berührbar und echt wird, wie es nur möglich ist.

Du produzierst Stroh, wenn du dir selbst und dem, was du wahrnimmst, nicht vertraust, wenn du dich kleiner machst, als du bist, und wenn du nicht bereit bist, anzuerkennen, dass du sehr viel mehr Zugang zu dir selbst hast, als man dir weismachen wollte. Strohfäden entstehen, wenn du wider besseres inneres Wissen an dem, was du wahrnimmst, zweifelst oder es gar bewusst von dir weist, statt die Entscheidung zu treffen, dir zu vertrauen und zu glauben.

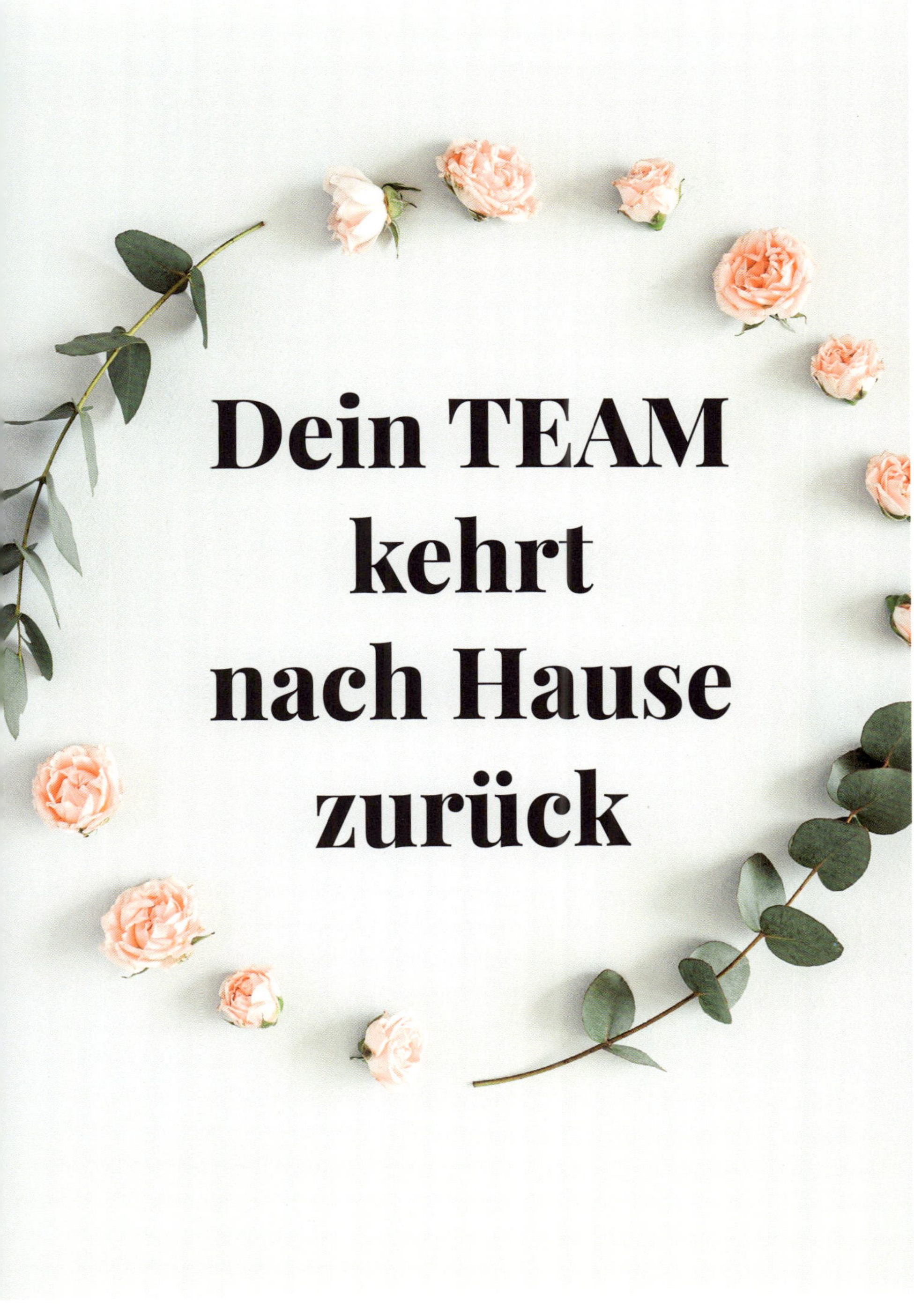

Dein TEAM kehrt nach Hause zurück

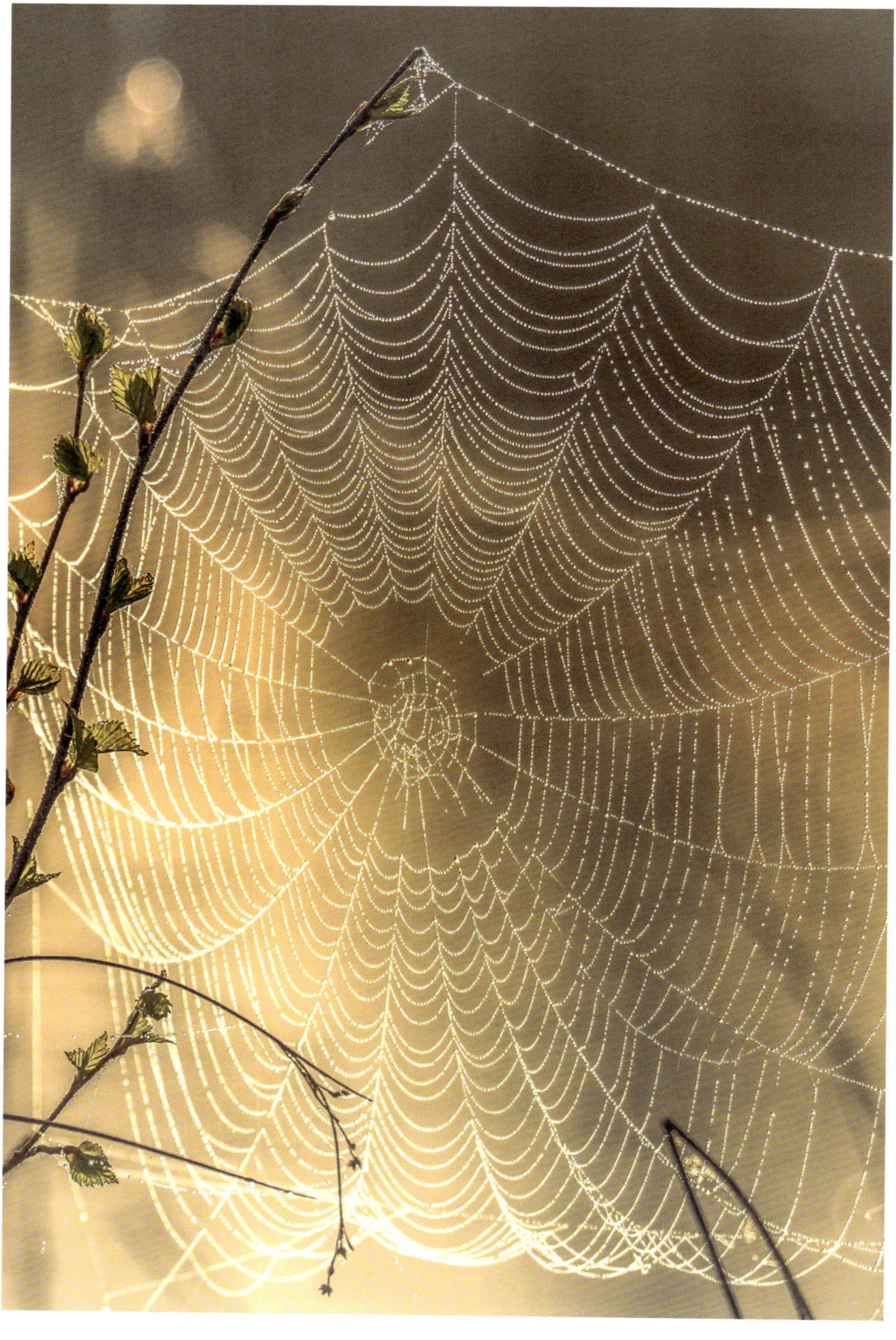

Das goldene Sicherheitsnetz entsteht im TEAMWORK

Du hast dein inneres Team kennengelernt, die fünf Kräfte, die sich um dein Wohlbefinden, um deine innere Sicherheit und um das Gelingen deines Lebens kümmern, wenn sie in ihrem Zuhause sind. Nun widmen wir uns den inneren Landschaftsbereichen mit ihren Kräften und bringen sie in ein harmonisches Gleichgewicht, weben also das goldene Netz, das dir größtmögliche innere Sicherheit vermittelt. Diese echte innere Sicherheit, basierend auf der Entfaltung deines wahren inneren Wesens, ist dein universelles Zaubermittel gegen die Angst.

Eines ist allen Kräften gemein: Sie alle sind sehr bestrebt, schöpferisch zu sein und Stroh zu Gold zu spinnen. Wenn sie das in einem bestimmten Lebensbereich nicht können, dann weichen sie auf einen anderen aus. Wie ist das gemeint?

Erinnere dich an die Bedürfnispyramide. Wenn du eines deiner Bedürfnisse nicht erfüllen kannst, weil es nicht in deiner Macht steht, dann versuchen deine inneren Kräfte, verstärkt auf einer anderen Ebene zu wirken. Wenn du also beispielsweise keine liebevolle Partnerschaft hast, obwohl du dich danach sehnst, dann fängst du vielleicht an, dich verstärkt mit Spiritualität zu befassen, oder du findest einen kreativen Ausdruck für dich, indem du dich der Kunst widmest. Du liest ganz viel über Beziehungen und besuchst Seminare, wodurch du dir dein Bedürfnis auf anderer Ebene erfüllst. Manchmal ist dieses Wechseln der Bedürfnisebene sinnvoll und vom Leben gewünscht. Man könnte so weit gehen, zu sagen, deine Seele nutzt diese Bedürfnispyramide, um dich auf eine gewisse Weise zum Wachstum zu bewegen. Sie verweigert dir die Erfüllung einer Partnerschaft, damit du dich der Spiritualität öffnest, oder sie schließt die Kanäle zu deiner Spiritualität, weil du dich um das Bedürfnis deines Körpers nach Bewegung oder dem Bedürfnis nach einem Gefährten wie einen Hund öffnen sollst.

Wenn du also in einem bestimmten Lebensbereich die Kontrolle verlierst, dann versucht das Überlebens-Ich, einen anderen Bereich stärker zu kontrollieren und schöpferisch zu nutzen. Das kann bis hin zum toxischen Kontrollzwang gehen. Ist dir das bewusst, und du spürst, dass es stimmig ist, dich auf andere Aufgaben zu konzentrieren, dann ist das eine wertvolle Hilfe, um deine Selbstwirksamkeit zu stärken. Wenn du allerdings spürst, dass du eine Ebene nutzt, um eine andere nicht entwickeln zu müssen, dann ist es eine vom Überlebens-Ich inszenierte Flucht. Das Wahre Selbst weiß auch nicht immer, was es tun kann, um ein Bedürfnis zu erfüllen. Doch es bleibt gelassen und im Vertrauen. Wenn du aus dem Wahren Selbst heraus lebst, weißt du: Das, was zu dir gehört, kommt zur rechten Zeit, und du bist bereit, erst dann in die Handlung zu gehen, wenn du den klaren inneren Impuls dazu spürst.

Was bedeutet der letzte Satz, wenn man ihn als Ergebnis eines Teamworks anschaut? »Das, was zu dir gehört, kommt« ist der Goldfaden des Inneren Erwachsenen, der gelassen über dein Land schaut. Den Goldfaden »zur rechten Zeit« reicht dir die Innere

Frau, die sich mit Lebensrhythmen auskennt und weiß, dass man nichts erzwingen kann und muss. »Erst dann in die Handlung zu gehen, wenn du den klaren inneren Impuls dazu spürst« ist der Goldfaden des Inneren Mannes, der nicht von sich aus handelt, damit du deine Angst nicht zu spüren brauchst, sondern der auf den Impuls der Inneren Frau wartet, die ihm signalisiert, dass der richtige Zeitpunkt gekommen ist.

Und der Goldfaden des Inneren Kindes? Es reagiert einfach – nicht. Es hat mit alldem nichts zu tun, es ist sicher und geschützt in dir und signalisiert weder Angst noch Einsamkeit. Es kann den anderen Kräften erlauben, dir ihre Goldfäden zu reichen, weil es dich nicht ins Überlebens-Ich zwingt. Weil es sich in dir sicher fühlt, erlaubt es dir, diese anzunehmen.

Könnte man also sagen, dass das Innere Kind am wichtigsten ist, wenn es um den Wechsel vom Überlebens-Ich ins Wahre Selbst geht? Erinnern wir uns daran, dass das Innere Kind von den Verlassensängsten deiner Kindheit geprägt ist, die dein Überlebens-Ich überhaupt erst entstehen ließen. Wenn wir nun noch wissen, dass wir als Kind vorrangig aus dem Emotionalhirn heraus leben, weil die anderen Gehirnbereiche noch nicht entwickelt sind, und dass dieses Emotionalhirn eines der ältesten und damit der stärksten Kräfte unseres Inneren ist – dann können wir diese Frage bejahen.

Deshalb fangen wir auch mit dem Inneren Kind an, und es bekommt am meisten Raum. Willst du das nicht, weil du dich vor dem Thema scheust, dann beginne mit einer anderen Kraft. Sie sind alle gleich wichtig, doch nicht gleich stark.

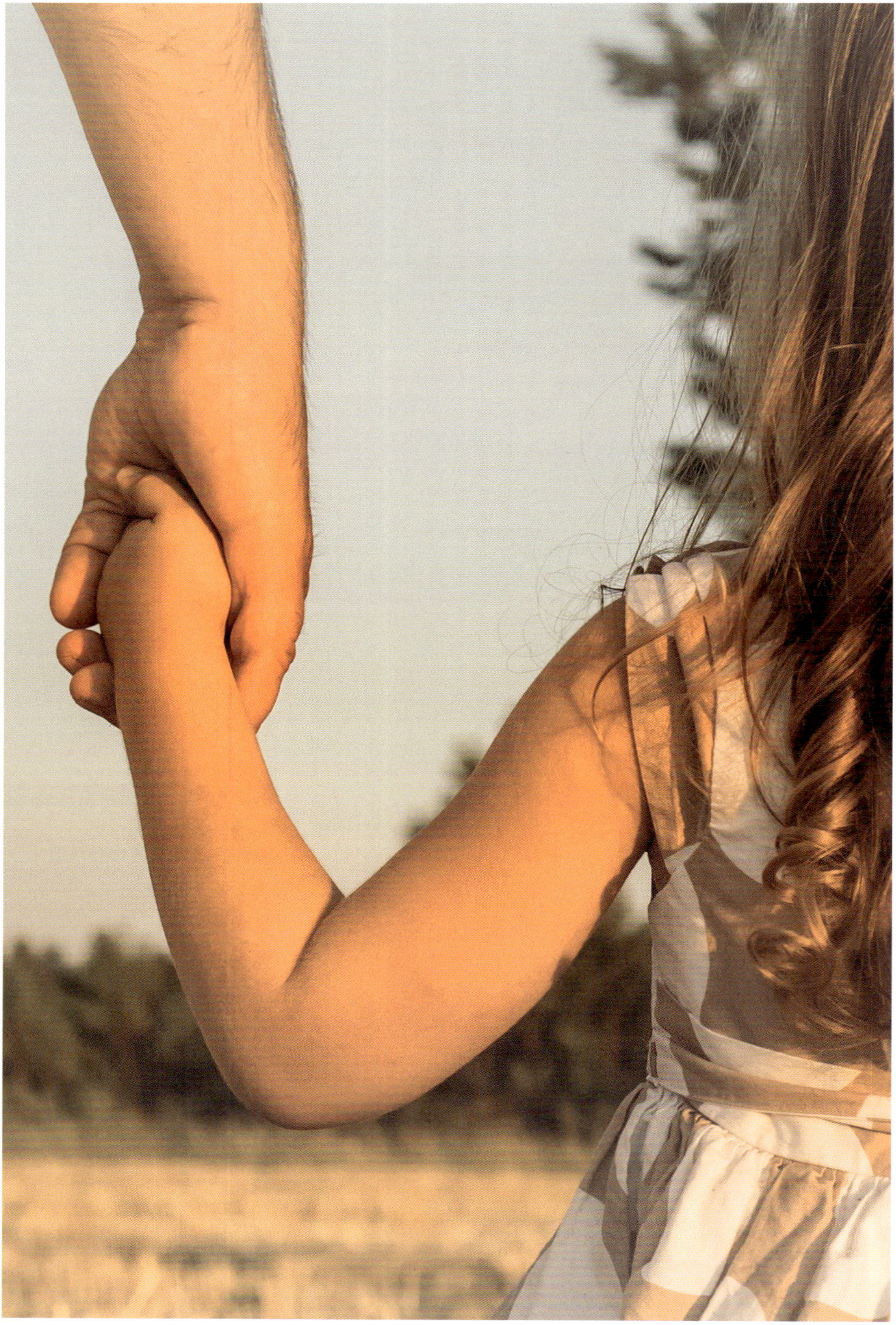

Das Innere Kind braucht bewusste GEBORGENHEIT und SCHUTZ

Das Innere Kind, um es noch einmal zu wiederholen, bist du als das Kind, das du wirklich warst. Alles, was du gefühlt hast, was du wolltest, was du brauchtest, alle Fähigkeiten und alles, was in dir angelegt ist, findest du im Inneren Kind. Wenn du dir klarmachst, dass dein Inneres mit dir in Kontakt sein will, dann kannst du dir gut vorstellen, dass sich dein Gehirn bemüht, dir innere Bilder zu zeigen, mit denen du etwas anfangen kannst. Diese Bilder sind also sehr persönlich und brauchen für einen anderen Menschen keinen Sinn zu ergeben. Du weißt, was mit dem, was dir dein Inneres zeigen will, gemeint ist, wenn du bereit bist, dir selbst zu glauben. Damit du mit dem Inneren Kind in Kontakt kommen kannst, brauchst du die Bereitschaft, das, was du fühlst, zu fühlen und nicht infrage zu stellen. Es ist in dir verschüttet, sonst bräuchten wir uns nicht darum zu kümmern. Das heißt auch, dass du vielleicht Widerstand im Sinne von »Das bilde ich mir nur ein« oder »Das kann gar nicht sein« aufbaust. Tue das, doch lasse diesen Widerstand dann bitte auch gleich wieder los. Vertraue dir. Wenn du mit dir selbst in Kontakt kommen willst, jubelt dein Inneres und unterstützt dich dabei rückhaltlos.

Ich spreche manchmal vom Inneren Kind und manchmal von Inneren Kindern, weil du in verschiedenen Altersstufen Kind warst. Lasse dich davon nicht irritieren, sondern erlaube dir, wenn wir jetzt auf Reisen in deine innere Welt gehen, einfach das wahrzunehmen, was du eben wahrnimmst. Ob es mehrere Innere Kinder sind oder nur eins: Wie du es wahrnimmst, ist es richtig.

Die Heimat des Inneren Kindes in dir kennst du schon. Du hast sie gespürt und ihren Zauber erlebt. Damit das Innere Kind Stroh zu Gold spinnen kann und deine innere Landschaft mit Lachen und dem Gefühl, geliebt zu werden, erfüllt, braucht es im Gegensatz zu den anderen Kräften vor allem die Erlaubnis, etwas nicht mehr zu tun: bei deinen Erwachsenenangelegenheiten mitzumischen. Dein Kind führt weder deine Beziehungen, noch muss es gut im Job sein. Es macht keine Steuererklärung, es ist nicht für deine Kinder und Tiere zuständig, es braucht keine Prüfungen zu bestehen, und es sorgt auch nicht für deine alte Mutter. Merkst du, wie sich etwas in dir entspannt?

Bringen wir das Innere Kind nach Hause, damit es das tun kann, was Kinder tun sollten: spielen, sich geborgen fühlen und lachen. Ist es nicht in seinem Zuhause, dann stromert es in anderen inneren Bereichen herum. Doch dort, wo es auftaucht, bist du unweigerlich verletzlich und liebesbedürftig. Außerdem aktiviert das Innere Kind überall, wo es ungebeten und damit ungeschützt auftaucht, Vermeidungsstrategien und das Überlebens-Ich. Statt aus dem Vollen zu schöpfen, bist du auf einmal damit beschäftigt, dich irgendwie durchzuwursteln und zu überleben. Das geschieht unbemerkt, und vielleicht kennst du es gar nicht anders. Das Innere Kind bringt diese Verletzlichkeit einfach mit sich, es lässt sich nicht vermeiden. Deshalb braucht es den sicheren Ort in dir, in dem es seine Kraft entfalten kann, statt dich mit seiner Verletzlichkeit zu blockieren und Angst zu erzeugen.

In der folgenden inneren Reise rufen wir es aus den Weiten deiner inneren Landschaft zu dir und bringen es nach Hause. Die Reisen sind ein wenig umfangreicher, deshalb wäre es sinnvoll, sie dir aufzunehmen und dann abzuspielen oder sie dir vorlesen zu lassen.

In der ersten Reise rufen wir gleich mehrere Innere Kinder, damit alle, die dem Ruf folgen wollen, kommen können. Wie viele es sind, ist nicht wichtig, es gibt keine festgelegte Anzahl.

Lies dir die Reise bitte zuerst durch, damit du an der Stelle, die mit [...] markiert ist, gegebenenfalls deine eigenen Worte benutzen kannst. Schreibe sie ruhig ins Buch, es ist ja deines.

INNERE REISE:
Dein Inneres Kind nach Hause bringen

Mache es dir ganz bequem. Es gibt nichts mehr für dich zu tun. Du brauchst niemandem zu gefallen, für niemanden zu sorgen. Du bist hier nur für dich und für deine Heilung und Entspannung.

Stelle dir nun vor, du gehst durch ein Tor in deine innere Landschaft. Sie kann jedes Mal, wenn du sie betrittst, gleich aussehen, doch möglicherweise führt dich das Tor auch immer in einen anderen Bereich. Alles ist so, wie es ist, genau richtig. Du bist jetzt in deiner inneren Landschaft. Irgendwo, das weißt du, befinden sich deine Inneren Kinder. Du musst nicht wissen, wo sie sind. Sie ahnen, dass es für sie am besten ist, wenn sie in ihrem Zuhause in dir leben. Stelle dich nun mitten auf den Weg, der durch diese Landschaft führt, und rufe: »Meine Inneren Kinder, kommt zu mir, damit ich euch nach Hause bringen kann.«

Du spürst auf einmal, dass etwas auf dich zukommt. Dein Ruf ist vernommen worden, das weißt du ganz genau. Jetzt zeigen sich mehrere Innere Kinder. Lasse ihnen und dir Zeit, damit ihr euch kennenlernt. Sie wohnen zwar in dir, doch womöglich habt ihr euch noch nie bewusst wahrgenommen. Sage den Inneren Kindern: »Ich weiß, wo ihr wohnt, es gibt einen zauberhaften Ort, da seid ihr sicher und geborgen. Ihr müsst euch nie wieder um Erwachsenendinge kümmern, sondern könnt einfach spielen, euch ausruhen, lesen, mit Tieren kuscheln, reiten oder das tun, was ihr sonst gern macht. [Wenn du noch weißt, was du als Kind sehr geliebt hast, dann setze es hier ein.] Ich brauche euch dort, damit ihr euch in mir wohlfühlt.«

Die Kinder vertrauen dir, das spürst du. Das können sie auch, denn du hast ihren wunderschönen Ort in dir bereits kennengelernt und weißt, dass sie dort gut aufgehoben sind. Bitte den magischen Weg, euch nun ins Reich der Inneren Kinder zu führen. Der Weg blinkt zum Zeichen, dass er dich verstanden hat, auf.

Ihr geht alle zusammen den Weg entlang. Vielleicht willst du ein Inneres Kind tragen oder an die Hand nehmen, vielleicht hüpfen die Kinder auch vor oder neben dir her. Du freust dich schon jetzt auf ihre Gesichter, wenn sie sehen, wie wunderschön ihre Heimat in dir ist.

Jetzt erreicht ihr den Ort, an dem deine Inneren Kinder wohnen. Du spürst wieder seine Geborgenheit und Magie. Ein wundervolles Lichtwesen kommt auf euch zu. Es sagt dir: »Wir kennen uns schon, du weißt, ich hüte die Inneren Kinder in dir, das ist meine Aufgabe. Sie sind bei mir in den besten Händen und bekommen alles, was sie brauchen, damit du aus deiner Mitte heraus leben kannst. Du musst dich nicht um die Kinder kümmern, ich bin da. Deine Aufgabe ist es nur, sie nach Hause zu mir zu bringen.« Wenn du dich nun noch daran erinnerst, dass alles in dieser Landschaft, auch das Lichtwesen, ein Teil von dir selbst ist, dann kannst du seine Fürsorge sehr gut annehmen. Du sagst den Kindern: »Hier wohnt ihr. Jeder von euch hat hier seinen idealen Ort: ein Baumhaus, ein Schlösschen, alles, was ihr wollt. Es ist immer genau so, wie ihr es haben wollt. Hier könnt ihr spielen und einfach Kind sein. Ihr müsst nie wieder etwas tun, was euch Angst macht, ihr seid hier in Sicherheit. Lebt, lacht, schlaft, lest, kuschelt, fühlt euch geborgen und sicher.«

Die Kinder betreten ihre Heimat, und du bist überglücklich über ihre Freude. Sie finden gleich ihr jeweiliges Zimmer, in dem sie schlafen, ausruhen und in das sie sich zurückziehen können, wenn sie das wollen. Das Lichtwesen, das sich um die Inneren Kinder kümmert, berührt sie nun. Dadurch fällt alles Schwere, das sie noch tragen könnten, von ihnen ab. Du spürst die Erleichterung. Sie bekommen, wenn nötig, neue Kleidung, die ihnen besser gefällt und zu ihnen passt. Schon erfüllt das erste Lachen deine innere Landschaft, und du spürst, wie alles in dir aufstrahlt. Du weißt jetzt, dass deine Inneren Kinder hier genau am richtigen Ort sind. Hier können sie fühlen, was sie fühlen, hier bekommen sie, was sie brauchen, und sie müssen nie wieder Angst haben. Das spürst du ganz deutlich, und etwas in dir entspannt sich.

Du weißt deine Inneren Kinder in den besten Händen. Ihr Lachen schallt durch deine innere Landschaft. Ihre Geborgenheit und das Gefühl, sicher zu sein und geliebt zu werden, durchfluten dein ganzes Sein. Lächelnd gehst du durch das Tor zurück in den Raum, in dem du dich befindest.

Das Wichtigste ist geschafft: Deine Inneren Kinder sind in ihrem Zuhause angekommen. Bleiben sie jetzt dort? Nun, sie symbolisieren einen Gehirnteil, der auf Stress sofort mit »Überleben« reagiert. Also nein, sie bleiben nicht einfach dort. Das wäre auch nicht hilfreich. Es ist deine Aufgabe, bewusst dafür zu sorgen, dass deine Inneren Kinder an ihrem sicheren Ort sind. Je mehr du das übst, desto mehr entspannt sich deine Amygdala und schaltet bei allem, was dir Angst machen könnte, nicht automatisch und auf der Stelle auf Flucht, Angriff oder Erstarrung, also in den Angst- und Überlebensmodus.

Sollst du jetzt also ständig darauf achten, dass deine Inneren Kinder in ihrem Zuhause bleiben? Das wäre klug. Denke daran, dass wir es mit einem sehr starken Gehirnteil zu tun haben. Den Inneren Kindern einmal zu sagen, dass sie sicher sind, beeindruckt dein Angstzentrum nicht lange, und das ist auch gut so. Es will davon überzeugt werden, dass du wirklich in Sicherheit bist. Mache dir nun bitte keine Sorgen. Wenn du das nur ein klein wenig übst, dann reicht ein Gedanke, und schon huschen deine Inneren Kinder wieder zurück nach Hause.

Manchmal werde ich gefragt, wann die Inneren Kinder wieder herausdürfen. Fragst du dich das auch, dann habe ich etwas nicht gut genug erklärt. Denn dann ist es so, als würdest du wissen wollen, wann Delfine endlich das Meer verlassen dürfen. Verstehst du? Sie wollen ihr Zuhause nicht verlassen, sie gehören genau an jenen Ort, an den du sie eben gebracht hast. Wenn ein Inneres Kind immer wieder herausrennt und versucht, deine Erwachsenenaufgaben zu übernehmen, dann liegt es daran, dass es erst jetzt in seinem Zuhause angekommen ist und so lange im Überlebens-Ich gefangen war. Es kannte es bis jetzt einfach nicht anders.

Erinnere dich, dass wir dein Gehirn vollkommen neu vernetzen. Das braucht ein bisschen Übung und deine Bereitschaft, dir Mühe für dich selbst zu machen. Das Gold, das durch das Innere Kind gesponnen wird, ist Selbstliebe. Stroh dagegen produzierst du, wenn du mit diesem verletzlichen, empfindsamen Anteil nichts zu tun haben willst.

Das Angst machende Stroh des Inneren Kindes besteht aus Einsamkeit und der damit verbundenen Anstrengung des Überlebens-Ichs, dem anderen zu gefallen oder zumindest seine Aufmerksamkeit zu erregen. Ich erkläre dir das genauer.

Erinnere dich einmal an eine Situation aus deiner Kindheit, die dein Verhalten vermutlich nachhaltig negativ geprägt hat. Egal, welche Situation du dir anschaust, eines ist sicher: Sie besteht immer aus der Verknüpfung eines sehr unangenehmen Gefühls mit lebensbedrohlicher Verlassensangst.

Woher weiß ich das? Ganz gleich, was du erlebt hast, ob du beschämt, verletzt, verlassen oder nicht gehört wurdest, ob du die emotionalen Lasten deiner Eltern tragen musstest oder was auch immer: Wenn es dein heutiges Verhalten negativ geprägt hat, dann bist du mit deinen Gefühlen und deiner Angst allein gelassen worden. Hätte dich jemand gehalten und getröstet, dann hättest du diese Erfahrung verarbeiten können, und sie hätte heute keine unguten Auswirkungen auf dich.

In deinem Gehirn sind also zwei Katastrophen bislang untrennbar miteinander verbunden: Du wirst schlecht behandelt und dann damit allein gelassen, statt getröstet zu werden. Schmerzliche Gefühle und für ein Kind lebensbedrohliche Einsamkeit sind miteinander verknüpft, und damit löst auch heute jedes unangenehme Gefühl sofort die erlebte kindliche Einsamkeit mitsamt der Angst, die sie erzeugt, aus. Es ist somit egal, aus welchem Grund du dich schlecht fühlst, die Folgereaktion ist immer Angst, weil du als Kind damit allein gelassen wurdest. Was allein gelassen zu werden für ein Kind bedeutet, haben wir bereits ausführlich besprochen. Jedes schmerzliche Gefühl ruft also das Überlebens-Ich auf den Plan, weil im Gehirn emotionaler Schmerz mit lebensbedrohlichem Alleingelassenwerden gekoppelt ist.

Damit die Angst aufhören kann, müssen wir diese Erfahrungen voneinander entkoppeln. Das heißt, dass das Innere Kind nicht mehr im Stich gelassen werden darf, wenn es ein schmerzliches Erlebnis hat. Die gute und schlechte Nachricht ist: Es gibt für das Emotionalhirn keine Zeitrechnung. Das, was dich damals verletzt hat, ist auch heute noch aktuell, wenn du es nie verarbeitet hast. Das ist schlecht, weil die Verletzung, das emotionale Trauma, nie verjährt. Gleichzeitig ist es gut, denn dadurch können wir heute auch das ändern, was vor vielen Jahren passiert ist. Für eine glückliche Kindheit ist es zum Glück nie zu spät. Deine Kindheit ist nicht vorbei, das Erwachsensein kommt nur hinzu. Lasse uns also sofort mit deiner glücklichen Kindheit, die auch heute noch in dir stattfindet, beginnen.

INNERE REISE:
Dein Inneres Kind aus der Einsamkeit erlösen

Mache es dir bequem. Es gibt nichts mehr für dich zu tun, du brauchst niemandem zu gefallen und es niemandem recht zu machen. Wir gehen gemeinsam auf eine lebensverändernde Mission: Wir retten dein Inneres Kind.
Vor deinem inneren Auge entsteht ein Tor, das dich in deine innere Landschaft führt. Du gehst hindurch und befindest dich auf dem Weg, den du schon kennst. Dir ist bewusst, dass es in dir Innere Kinder gibt, die sehr verloren sind und die

noch immer in einer schmerzlichen, bedrohlichen Situation allein gelassen werden. Du weißt auch, dass diese Inneren Kinder, solange sie allein gelassen werden, ständig Angst erzeugen, weil sie ständig Angst haben. Deine gesamte innere Landschaft wird mit ihrer Angst geflutet, das spürst du.
Rufe nun das Innere Kind, das heute aus der Einsamkeit erlöst werden will. Es können mehrere sein, doch konzentriere dich in jeder Reise auf eines, zumindest für den Anfang. Rufe also das Innere Kind, das jetzt gerettet und erlöst werden will, ja, werden muss, damit dein Inneres Gold statt Stroh erzeugen kann.
Auf einmal kommt dir eine Erinnerung. Du nimmst dich selbst als Kind in einer Situation wahr, in der du in Not warst und in der du damit allein gelassen wurdest. Glaube dem, was du wahrnimmst. Es spielt keine Rolle, ob es wirklich so wahr oder nicht. Es geht nur um das, was dieses Kind fühlt. Glaube ihm seine Gefühle. Sieh dich nun als Kind in dieser Situation, und nimm so genau wie möglich wahr, was dieses Kind fühlt. Nimm vor allem seine abgrundtiefe Einsamkeit wahr, die Quelle aller Ängste.
Jetzt stelle dir vor, du gehst als der erwachsene Mensch, der du heute bist, in diese Situation hinein. Du bist jetzt zweimal da: als Kind und als der Mensch von heute. Gehe zu dem Kind hin, nimm es in den Arm, und tröste es. Sage ihm: »Ich bin gekommen, um dich zu mir zu holen. Du musst nie wieder allein sein, ich bin bei dir. Ich sehe dich, ich höre dich, ich nehme dich wahr, und ich glaube dir. Bei mir bist du in Sicherheit und zu Hause.«
Nimm wahr, wie das Kind reagiert. Du kennst das innere Zuhause des Kindes und weißt, dass es dort liebevolle Lichtkräfte gibt, die deine Inneren Kinder hüten. Du musst nicht alles allein machen, deshalb fällt es dir sehr leicht, dem Kind zu

versprechen, dass es in dir nie wieder allein sein muss. Du weißt, dass es stimmt.

Nimm jetzt das Kind auf den Arm oder an die Hand. Es kann sein, dass es wichtig ist, denjenigen, die das Kind im Stich gelassen haben, indem sie es in seiner Not allein ließen, gegenüberzutreten. Wenn sich das wichtig anfühlt, dann tue es jetzt. Heute hast du keine Angst mehr vor deinen Eltern, heute bist du erwachsen. Es ist immer das Innere Kind, das Angst hat. Gehe also, wenn nötig, zu denjenigen hin, die das Kind im Stich gelassen haben. Es spielt keine Rolle, warum das geschehen ist. Als Kind hattest du nur deine Eltern oder andere Bezugspersonen. Wenn sie dich im Stich gelassen haben, dann hattest du niemanden mehr. So ist der Grund, aus dem heraus es geschah, vollkommen egal. Sage denjenigen: »Ich werde nie wieder erlauben, dass ihr dieses Kind verletzt, beschämt oder im Stich lasst, ich nehme es jetzt zu mir. Ab sofort sorge ich für dieses wundervolle Kind, es ist bei mir zu Hause, und ich erlaube euch nie wieder, es zu verletzen.«

Verlasse nun gemeinsam mit dem Kind den Ort des Geschehens. Jetzt siehst du das Tor, das euch in deine Innenwelt und damit in Sicherheit bringt. Gehe mit dem Kind durch das Tor. Dahinter findest du den Weg, den du schon kennst. Er weiß, wohin er euch bringen soll, und blinkt kurz auf. Du gehst mit dem Inneren Kind weiter, und ihr erreicht die Heimat der Inneren Kinder in dir. Das Lichtwesen, das deine Inneren Kinder hütet, kommt auf euch zu. »Ich habe mich so auf dich gefreut«, sagt es zu dem Kind. »Ich bin für dich zuständig und sorge für dich. Bei mir bist du sicher. Du musst nie wieder einsam sein und Angst haben.« Das Lichtwesen berührt das Kind, und alles Schwere, Einsame, Graue fällt von ihm ab. »Du hast hier dein eigenes Reich«, sagst du. Dein In-

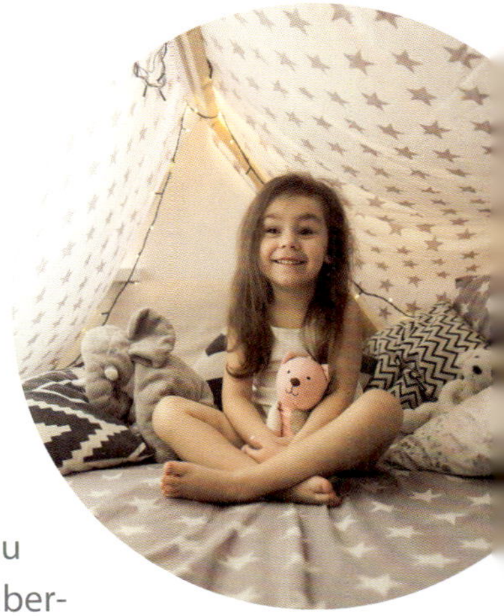

neres Kind nickt, denn es hat es bereits entdeckt, und es ist perfekt. Ihr geht zu seinem neuen Zuhause: dem Zelt, dem Baumhaus, der kuschligen Höhle oder was auch immer es ist. Es ist tröstlich, gemütlich und genau so, wie es dein Inneres Kind braucht, damit es sich sicher, geborgen und wohlfühlt. Du weißt es nun in dir in Sicherheit und überlässt es getrost dem Lichtwesen, das hier auf alles aufpasst.
Du atmest auf und spürst, dass sich jetzt, wo dieses Innere Kind aus seiner Einsamkeit erlöst ist, alles in dir entspannt. Beruhigt und mit dem guten Gefühl, dass alles in dir in Ordnung ist, kehrst du nun durch das Tor zurück in den Raum, in dem du dich befindest.

Führe diese innere Reise so oft durch, wie du willst. Es gibt sicherlich viele Innere Kinder, die noch einsam und verloren sind. Du kannst ihnen ganz einfach helfen.

Wenn du dich in einer Situation wiederfindest, in der du dir selbst nicht zutraust, das Kind zu retten, dann rufe einen Engel oder ein Krafttier zu Hilfe, doch wirklich nur zu Hilfe. Es ist sehr wichtig, dass du deine Inneren Kinder selbst rettest und nicht einfach nur Engel in die Welt schickst, die sie zurückholen. Das kann zwar auch hilfreich sein, doch dein Angstzentrum, das wir erreichen wollen, können wir nur umprogrammieren, indem du selbst fühlst, was das Innere Kind fühlt, und dich selbst rettest. Auf diese Weise nimmst du sowohl deine Selbstermächtigung als auch das Gefühl, gerettet worden zu sein, wahr. Dadurch verknüpfen sich in dir wichtige Gehirnteile und bilden so den wesentlichsten Teil deines goldenen Sicherheitsnetzes.

Du erinnerst dich, dass deine Inneren Kinder sehr lange nicht in ihrem inneren Zuhause waren. Wir hatten auch schon darüber gesprochen, dass unbewohnte Landschaftsbereiche in deinem Inneren sehr verführerisch sind für andere Menschen, die nach Geborgenheit, Hilfe, Schutz und Sicherheit suchen. Daher ist es also denkbar, dass solche Menschen bewusst oder unbewusst den Raum in dir einnehmen, den du selbst nicht mit deinen eigenen Kräften erfüllt hast. Wenn Bereiche deiner inneren Landschaft leer sind, weil sich die Kräfte, die sie bewohnen sollten, nicht in ihrem Zuhause befinden, dann fühlst du dich in diesen Bereichen auch leer. Es kann zwar sein, dass, wie schon erwähnt, sich andere Kräfte, die auch zu dir gehören, in diesen Bereichen aufhalten und versuchen, ihre Aufgaben zu finden, doch auch das fühlt sich leer an. Also suchen wir uns Erfüllung im Außen. Wir hüten die Inneren Kinder anderer und sorgen über Gebühr emotional für sie, statt uns um unsere eigenen Inneren Kinder zu kümmern. Wir lassen die fremden Inneren Kinder in der leer stehenden Heimat unserer eigenen spielen. Verstehst du das Prinzip? Alles in uns will belebt sein, sonst fühlen wir uns nutzlos und leer. Sind wir selbst nicht in unserem Inneren zu Hause, dann finden sich gebetene und ungebetene Gäste ein.

Gleichzeitig könnte es sein, dass sich einige unserer eigenen Inneren Kinder bei anderen Menschen eingenistet haben, weil wir noch nichts von ihnen und ihrer Einsamkeit wussten und sie deshalb auch nicht in uns hüten konnten. Was passiert dabei?

Sobald eines deiner einsamen Inneren Kinder spürt, dass ein anderer Mensch die Eigenschaften haben könnte, die es sich so sehr wünscht, kann es passieren, dass es sozusagen zu ihm überläuft. Es sucht sich dann ein scheinbar gemütliches Plätzchen in der Landschaft des anderen. Du erkennst das daran, dass du emotional sehr abhängig von dem anderen bist, wenn er oder sie unbewusst dein Inneres Kind hütet. Du bist überaus bedürftig und hast das Gefühl, im Stich gelassen zu werden, wenn sich der andere von dir abwendet. Du kannst dir leicht vorstellen, dass dein innerer Ort auch sehr anziehend auf die nicht gehüteten Kinder anderer Menschen wirkt. So ist es gut möglich, dass es sich ein nach Liebe hungerndes fremdes Inneres Kind in deiner inneren Landschaft gemütlich macht. Es sucht bei dir, was es bei seinem eigenen Menschen nicht bekommt. Das spürst du zum Beispiel daran, dass du unerklärliche Schuldgefühle gegenüber einem anderen hast, wenn du ihm auf eine Bitte hin eine Absage erteilen willst, gerade so, als würdest du ihn ernsthaft im Stich lassen.

Das alles ist ganz normal und auch nicht schlimm. Es produziert aber Stroh, wenn wir uns nicht um unsere eigenen Inneren Kinder, sondern um die anderer kümmern, weil es Abhängigkeit erschafft. Auch das ist nicht schlimm. Doch brüchiges Stroh erzeugt immer Angst. Und weil wir ein Leben aus der Freude und nicht aus der Angst heraus führen wollen, ist es sinnvoll, das zu ändern.

Heißt das, wir lassen die Inneren Kinder, die wir für andere hüten, ab sofort im Stich und jämmerlich verhungern? Natürlich nicht. Das würde ich dir erstens nicht zumuten, und zweitens würdest du es nicht machen. Selbst wenn du die Inneren Kinder anderer ihrem eigenen Schicksal überlassen wolltest, würdest du heimlich, still und leise ein Hintertürchen in deine innere Landschaft einbauen, durch das sie von dir selbst unbemerkt wieder hineinschlüpfen könnten.

Wir machen etwas Besseres: Wir fragen zunächst den Menschen, zu dem das Innere Kind gehört, ob er bereit ist, es zu sich zurückzunehmen. Das müssen wir tun, denn es ist schließlich seins. Vermutlich wird er das nicht wollen, sonst müsstest du es ja nicht hüten. Falls doch, umso besser. Falls nicht, dann greifen wir nach den Sternen: Wir rufen die Schutzengel und die geistigen Kräfte, die für das Innere Kind zuständig sind, und bitten sie, sich seiner anzunehmen. Wir müssen dazu nicht wissen, welche Kräfte das sind. Manchmal wollen die Inneren Kinder nicht gehen, doch das müssen sie. Erlaube nicht, dass sie sich weiter an dich klammern, denn das schadet dir. Nicht die Kinder schaden dir, sondern, dass du dich um sie statt um deine eigenen kümmerst. Du wirst in der inneren Reise spüren, wenn die Inneren Kinder loslassen, weil die geistigen, lichtvollen Kräfte wirksam werden.

INNERE REISE:

Ordnung in der Heimat deines Inneren Kindes schaffen

Erlaube dir, es dir ganz bequem zu machen. Es gibt nichts mehr für dich zu tun. Du brauchst niemandem zu gefallen, es niemandem recht zu machen. Du bist hier nur für dich und für deine innere Ordnung. Vor deinem inneren Auge entsteht ein Tor, das du mühelos durchschreitest. Hinter dem Tor findest du deine innere Landschaft. In dieser Landschaft leben, wie du weißt, deine inneren Kräfte, dein Team, doch möglicherweise hast du auch kindliche Gäste, die jetzt gehen sollten. Du weißt auch, dass sich womöglich einige deiner Inneren Kinder in der Obhut anderer Menschen befinden und es Zeit wird, dass sie zu dir zurückkommen.
Rufe in deine innere Landschaft hinein: »Alle Inneren Kinder, die nicht zu mir gehören, kommt her.« Vertraue darauf, dass sie sich zeigen müssen, wenn du sie rufst. Das ist deine innere Welt. Du selbst bist hier die stärkste Kraft.

Jetzt nimmst du die Kinder wahr, die nicht zu dir gehören. Sie können sich dir deutlich oder auch nur schemenhaft zeigen. Denke nun den Satz: »Innere Kinder, ruft die Menschen zu euch, zu denen ihr gehört.« Keine Sorge, sie tauchen nicht auf einmal in deiner inneren Landschaft auf, sondern sind auf anderen Ebenen anwesend. Du brauchst nicht zu erkennen, zu wem die Inneren Kinder gehören. Bitte die Menschen, die gekommen sind, ihre Inneren Kinder zu sich zurückzunehmen. Tun sie das, ist alles gut. Tun sie das nicht, ist auch alles gut, denn jetzt rufst du: »Ich rufe die lichtvollen, liebevollen Kräfte, die für diese Inneren Kinder zuständig sind.« Nun spürst du einige machtvolle Lichtkräfte. Bitte sie, sich der Inneren Kinder anzunehmen. Entscheide, die Inneren Kinder loszulassen, sie haben bislang auch dir gedient. Hielten sie doch diejenigen, zu denen sie gehören, auf gewisse Weise in Abhängigkeit.
Du spürst, wie es in dir immer leichter wird. Lasse die Inneren Kinder wirklich los, auch wenn du sie gern festhalten würdest. Du brauchst den Raum für deine eigenen Inneren Kinder.
Jetzt, wo du die Inneren Kinder losgelassen hast, die nicht zu dir gehören, rufe deine eigenen zu dir zurück. Bitte die lichtvollen Helfer, die für deine Inneren Kinder zuständig sind, sie zu dir zurückzuholen, egal, wo sie sich gerade befinden. Entscheide, alle Abhängigkeit loszulassen und selbst die Verantwortung für deine Inneren Kinder zu übernehmen. Die lichtvollen Kräfte holen nun deine Inneren Kinder zu dir zurück. Sage ihnen, dass du ab sofort für sie zuständig bist, und bringe sie, wie du es schon kennst, in den Bereich in dir, in dem sie zu Hause sind.
Spüre nun in dich hinein. Ist für heute alles da, wo es hingehört? Du wirst womöglich immer wieder in dir Ordnung schaffen müssen, weil sich die bedürftigen Inneren Kinder anderer reflexartig neue Wirte suchen und du ein empa-

thischer Mensch bist. Doch je bewusster du für dich und deine eigenen Inneren Kinder da bist, desto leichter erkennen die Inneren Kinder anderer, dass du nicht zur Verfügung stehst.
Kehre nun durch das Tor in den Raum zurück, in dem du dich befindest. Alles ist gut.

Du hast nun sehr viel für deine Inneren Kinder getan: Du hast die Verantwortung für sie übernommen und ihnen in dir ein Zuhause gegeben. Denke jetzt an das große Medizinrad, das durch deine inneren Landschaftsbereiche gebildet wird. Kannst du sehen, dass der Bereich der Inneren Kinder lichtvoll, bunt und belebt ist? Wie wäre es, wenn du dir deine Collage einmal vornimmst und in den Bereich der Inneren Kinder goldene Sterne hineinklebst oder auf andere Weise symbolisierst, dass du hier Heilung geschaffen hast? Vielleicht hast du ein Kinderbild von dir, das du magst, dann klebe auch dieses in den Bereich hinein.

Wenn du willst, dann schließe die Augen, und lasse deine ganze innere Landschaft vor deinem inneren Auge entstehen. Kannst du sehen, dass der Bereich der Inneren Kinder belebt ist? Kannst du das Lachen hören, das sich durch deine gesamte Landschaft zieht? Kannst du dir vorstellen, dass ein Strom aus goldenem Licht zur Mitte hinstrebt? Vielleicht sind es goldene Sterne oder Fäden, die du wahrnimmst. Erlaube, dass sich dir ein Bild zeigt, das symbolisch für die Goldfäden steht, die nun im Bereich der Inneren Kinder produziert werden. Sie streben zur Mitte hin und bilden einen wesentlichen Anteil des goldenen Netzes deiner Sicherheit. Du kannst sehr viel tun, um deine Inneren Kinder glücklich zu machen. Kaufe ihnen zum Beispiel endlich das Geschenk, auf das sie schon so lange warten, ganz konkret. Tue das für sie, was sie erfüllt – nicht nur geistig, sondern auch physisch.

Für eine glückliche Kindheit ist es NIE ZU SPÄT.

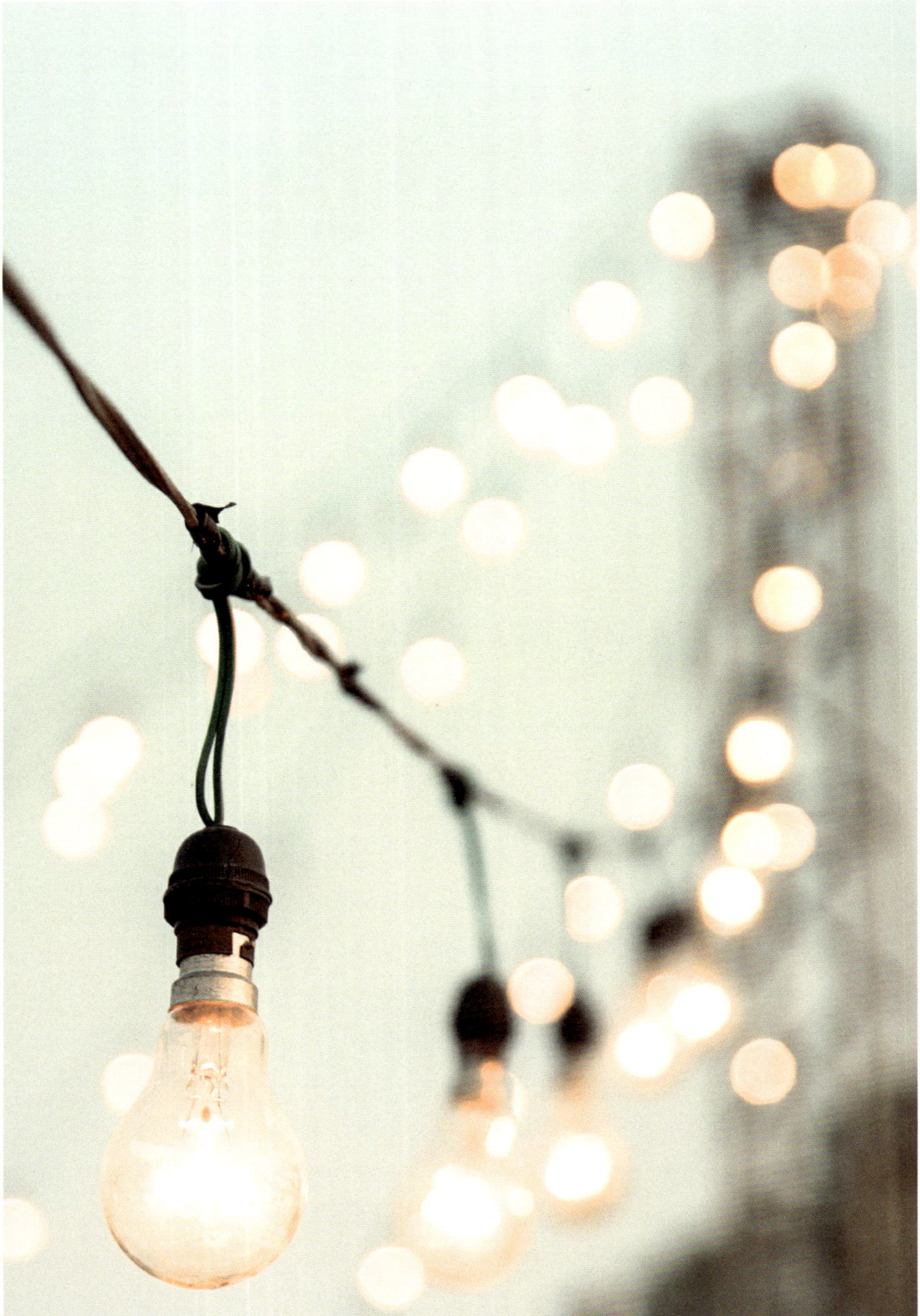

Dein Wahres Selbst braucht eine ENTSCHEIDUNG von dir für dich

Zur Erinnerung: Das Zentrum deiner inneren Landschaft wird von einer riesigen Lichtsäule gebildet, die du dir wie eine Lichterkette vorstellen kannst. Nur wenn du in deinem Zentrum anwesend bist, hast du die Chance, dich sowohl mit deinen irdischen als auch mit deinen geistigen und himmlischen Anteilen zu verbinden.

Stelle dir das so vor: Wenn du geboren wirst, dann kommst du aus himmlischen Gefilden in deinen Körper. Denke jetzt an die Lichterkette. Die oberen Lichter sind immer angeschaltet. Wenn du zur Erde kommst, dann schaltest du auch die unteren Lichter deiner Kette an. Was aber, wenn die Lichter flackern? Was, wenn du sie anschalten willst, aber nicht weißt, wie? Was, wenn du die unteren Lichter angeknipst hast, dieses Licht aber nicht in die Welt bringen darfst? Was, wenn du so, wie du bist, nicht angenommen wirst und dich deshalb nicht sicher fühlst?

Bleiben wir noch im Bild der Lichterkette: Jedes Licht hat eine andere Frequenz, eine andere Farbe. Wenn du sie dir in Weiß vorstellst, ist das auch richtig, mir geht es darum, klar zu machen, dass jeder eine einzigartige Lichterkette hat. Was passiert nun, wenn du deine Lichterkette zum Leuchten bringen willst, doch andere behaupten, deine Farben seien falsch? Wenn du erwachsen bist, dann kannst du dich abwenden und dir ein Umfeld suchen, in dem deine Farben willkommen sind und gebraucht werden. Wenn du aber noch klein bist, kannst du das nicht. Also versuchst du, deine Farben anzupassen, was natürlich nicht geht. Du legst deshalb einen Filter über deine wahren Farben: Das Überlebens-Ich ist aktiv. Einige der Birnchen an deiner Lichterkette drehst du heraus, sodass du sie selbst nicht mehr sehen kannst, oder du versuchst, ganze Bereiche der Lichterkette zu verdunkeln. Du legst eine Überbrückung zwischen bestimmten Lichtern und überspringst dabei jene, deren Farben dir Ablehnung, Beschämung und Verletzungen bescheren könnten. Du versuchst zum Beispiel, dein Herzchakra verschlossen zu halten, damit du nie wieder Herzschmerz erleben musst, und legst eine Umleitung um das Herzchakra herum.

Lasse uns das Bild der Lichterkette in einer inneren Reise verwenden. Es veranschaulicht wunderbar, wie du dich in dein Wahres Selbst bringen kannst. Dabei fangen wir ganz weit oben an, denn dort sind die Lichter immer angeschaltet, auch wenn du es vielleicht hier auf der Erde nicht spürst. Deine Seele leuchtet immer. Auch wenn du keinen oder nur wenig Kontakt mit deiner Seele hast, hilft dir das Bild der Lichterkette, um in dir, in deinem Körper und damit in deinem Leben anzukommen. Dort, wo sich dein Körper befindet, findet das Leben für dich statt, dort atmest, schläfst, isst und trinkst du. Du kannst dich wegträumen, doch handeln und gestalten kannst du nur dort, wo du körperlich bist. Deshalb sprechen wir davon, in sich anzukommen, also die Lichter, die dich in den Körper führen, anzuknipsen.

Besonders wichtig ist es, dass die Lichter der Lichterkette, die sich im Körper selbst befinden, hell strahlen und leuchten, damit du aus deinem Zentrum, deiner Mitte, heraus lebst. Tust du das nicht, dann hast du zwei Mittelpunkte: einen körperlichen und einen geistig-emotionalen. Du kannst dich in andere Welten oder in ein anderes Leben träumen, doch der Körpermittelpunkt ist auf der Erde ausschlaggebend. Nur von hier aus kannst du dein Leben schöpferisch gestalten. Deshalb bringen wir nun deinen geistig-emotionalen Mittelpunkt mit deinem Körpermittelpunkt in Übereinstimmung. Du kannst diese innere Reise so oft wiederholen, wie sie sich für dich hilfreich und machtvoll anfühlt. Nimm dir dafür einige Tage oder auch Wochen Zeit. Irgendwann bist du in deiner Mitte angekommen, und dann brauchst du nur noch einen Gedanken, um zu überprüfen, ob alle Lichter hell strahlen.

INNERE REISE:
Die Lichterkette deines Wahren Selbst erleuchten

Mache es dir bequem, und erlaube dir, nichts mehr zu tun. Du brauchst niemandem zu gefallen, es niemandem recht zu machen. Du bist hier nur für dich.
Vor deinem inneren Auge entsteht ein Tor. Du gehst durch das Tor hindurch und bist nun in deiner inneren Landschaft. In einiger Entfernung siehst du die Lichtsäule, die deine Mitte bildet, schimmern und funkeln. Diese Lichtsäule reicht bis ganz nach oben in deine Seelen- und Sternenheimat und bis ganz nach unten in das Herz der Erde. Du gehst auf diese Lichtsäule zu und spürst ihre schier unermessliche Kraft. Nimm wahr, wie es dir damit geht, und lasse es einfach so sein, wie es ist.
Mache jetzt einen Schritt in die Lichtsäule hinein. Wie von Zauberhand hochgezogen, befindest du dich auf einmal sehr weit oben in dieser Lichtsäule. Das fühlt sich sehr gut an,

du fühlst dich weit und frei. Dein Bewusstsein erweitert sich, und du nimmst dich eher wie ein geistiges als wie ein irdisches Wesen wahr. Auch wenn du das noch nie bewusst erlebt hast, so ist es dir doch sehr vertraut, ein lichtvolles, geistiges Wesen zu sein. Immer weiter öffnet sich dein Bewusstsein für die geistige Ebene, auf der du dich gerade befindest. Du kannst von hier oben aus nach unten schauen. Wie eine Lichterkette zieht sich eine fast unendlich lange Reihe von funkelnden Sternen nach unten, und du weißt: Das bist alles du.

Womöglich bemerkst du auf einmal eine Unterbrechung oder einen Knick in der Lichterkette. Das kann auf der Ebene des Körpers sein, doch möglicherweise auch schon weiter oben oder auf einer noch tieferen Ebene. Nimm es nur wahr, du brauchst nicht zu erkennen, auf welcher Ebene dieser Knick entstanden ist. Ströme nun von oben, von dort aus, wo du bist, Lichtkraft in deine Lichterkette hinein. Du brauchst dazu nichts zu tun, es genügt, wenn du dir vorstellst, dass du einen Lichtstrahl von oben in direkter Linie nach unten in die Erde schickst. Sage oder denke dazu das Wort: »Ausrichten.« Vielleicht hast du das Gefühl, als zöge jemand deine Lichterkette mit einem Ruck gerade.

Stelle dir jetzt vor, dass die Schleier und Abdunkelungen von allen Lichtern entfernt werden. Schicke dazu wieder einen Lichtstrahl von oben nach unten, und sage oder denke das Wort: »Erleuchten.« Du nimmst wahr, dass von einigen deiner Lichter Schatten entfernt werden, möglicherweise siehst du Qualm oder Rauch aufsteigen. Einige wechseln womöglich ihre Farbe. Alles war genau richtig, wie es bis heute war, doch jetzt darfst du dich selbst auf eine neue Ebene der Freude begeben, und dazu darfst du weitaus mehr strahlen als bisher. Wenn du jetzt noch besonders viel Lichtkraft oder deinen Segen in deine Lichter senden möchtest, dann kannst du das tun.

Jetzt, da du deine Lichterkette zum Strahlen gebracht hast, kannst du langsam nach unten sinken. Auf jeder Ebene bist du mit deinem Licht verbunden, deshalb gibt es fast keine Unterschiede mehr zwischen oben und unten. Es kommt nur Kraft hinzu, je weiter du nach unten sinkst.
Wenn du unten angekommen bist, dann bleibe in der Mitte stehen, und genieße das Gefühl, ganz und gar bei dir zu sein. Bleibe da, und komme gleichzeitig in den Raum, in dem du dich befindest. Wenn dir das zu fremd vorkommt, dann wisse: Deine Lichterkette ist nun aktiviert, und du kannst in aller Ruhe wieder durch das Tor zurück in den Raum kommen, in dem du dich befindest.

Vielleicht fragst du dich, wozu es gut war, dass bestimmte Lichter nicht richtig geleuchtet haben oder die falsche Farbe hatten. Wie wäre es damit: Deine Seele wollte die Erfahrung machen, wie es ist, von sich selbst abgetrennt zu sein. Wozu sollte sie das wollen? Weil du durch die Sehnsucht nach dir selbst sehr viele Erfahrungen machen konntest und Bewusstsein über dich selbst entwickelt hast. Das hast du sehr gut gemacht, und jetzt darfst du damit aufhören. Denn nun darfst du die Erfahrung machen, wie es ist, dein eigener Himmel auf der Erde zu sein, indem du immer in deinem Licht stehst und es immer in deinen Farben strahlt.

Du hast gerade eine sehr spirituelle Erfahrung mit deinem Wahren Selbst gemacht. Jetzt werden wir konkret, denn das Leben auf der Erde ist es auch. Es besteht aus dem, was du entscheidest und was du tust. Das ist der Zauber des irdischen Lebens und gleichzeitig das, was es so schwierig macht.

Dein Zentrum besteht aus all dem, was dich ausmacht. Hier auf der Erde ist all das, was dir wirklich am Herzen liegt, was dich glücklich macht und was du unbedingt verwirklichen willst. Das kann beängstigend sein, denn wenn du in deiner Mitte stehst, dann bist du so, wie du bist, nicht mehr verhandelbar. Du kannst dich selbst nicht mehr infrage stellen, weil du dich selbst spürst. Das bedeutet auch, dass du dich nicht mehr herausreden kannst, wenn du etwas, was für dich wichtig ist, nicht tust. In deinem eigenen Zentrum zu stehen, bedeutet also, mit all deinen Farben sichtbar zu sein – wenn auch nicht sofort für andere, so doch auf jeden Fall für dich selbst. Du kannst sehr wohl Angst vor deiner eigenen Kraft, vor deinem Erfolg und vor deiner Größe haben. Es kann sogar sein, dass du ohne Angst in bestimmten Lebensbereichen sehr erfolgreich bist und dich gleichzeitig in anderen Lebensbereichen vor dir selbst versteckst. Das hat immer den gleichen Grund: Du weißt nicht, wie du mit deiner Sichtbarkeit umgehen sollst. Deshalb übe jetzt zunächst einmal heimlich, still und leise, dein eigenes Licht zu sehen. Das bedeutet nicht, dass du besonders toll oder heilig sein oder etwas Großes und Besonderes leisten musst. Du bist von Haus aus lichtvoll. Dein Licht zu sehen, bedeutet, zu erkennen, auf welche Weise du dich in der Welt ausdrücken willst. Also: Was willst du?

Wir greifen in der nächsten Übung auf ein Coachingtool zu und nutzen gleichzeitig die Übung mit dem leeren Stuhl, die du schon kennst. Positive Verknüpfung ist das Allheilmittel gegen die Angst, denn etwas positiv zu verknüpfen, bedeutet, ein goldenes Netz zu flechten. Lies dir die Übung zunächst durch, damit du vorbereitet bist. Sie könnte dir Druck machen, und das soll sie auch, damit du erkennst, was dir wirklich wichtig ist. Unerfüllte Träume machen riesige Angst. Doch noch mehr Angst macht es, wenn du deine Träume unterdrückst, weil du nicht weißt, wie du sie dir erfüllen sollst. Das könnte der wahre Hauptgrund für deine Angst sein. Deshalb schauen wir jetzt genau hin.

ÜBUNG: Dein wahres Licht erkennen

Nimm dir etwas zum Schreiben, und stelle zwei Stühle einander gegenüber. Der eine Stuhl ist für dich, der andere für dein Wahres Selbst.

Setze dich auf deinen Stuhl, und schreibe auf: »Wenn ich noch ein Jahr zu leben hätte und wüsste, wie, würde ich …« Füge noch nichts hinzu. Wechsle den Stuhl.

Jetzt sitzt du auf dem Platz deines Wahren Selbst. Stelle dir vor, du befindest dich in der riesigen Lichtsäule im Zentrum deiner inneren Landschaft. Schreibe auf, was du unbedingt noch auf dieser Erde und in diesem Leben erleben willst. Du musst nicht wissen, wie. Traue dich, dir deine kühnsten Träume bewusst zu machen. Deshalb bist du hier.

Wechsle wieder den Platz, und schreibe auf: »Wenn ich nur noch einen Monat zu leben hätte und wüsste, wie, würde ich …«

Begib dich wieder auf den Platz deines Wahren Selbst, und gib ihm die Gelegenheit, dich an deine wahren Träume zu erinnern. Hier nimmst du die Dringlichkeit wahr, mit der deine Seele sich verwirklichen will. Es kann auch sein, dass du auf einmal spürst, dass du in Frieden mit all dem kommen willst, was du nicht erreicht hast. Es geht nicht immer darum, noch schnell reiten zu lernen oder ans Meer zu ziehen, es kann auch etwas Inneres, Stilles sein. Schreibe es auf.

Wechsle dann erneut den Stuhl, und schreibe auf: »Wenn ich nur noch einen Tag zu leben hätte und wüsste, wie, würde ich …«

Begib dich noch einmal auf den Platz des Wahren Selbst. Ein Tag, nur heute. Was will deine Seele auf der Erde verwirklichen, was hat oberste Priorität? Lasse dich von dir selbst überraschen, es kann etwas ganz anderes sein, als du glaubst. Vielleicht ist es auch ein lang gehegter Traum, den du verbannt hast. Gib dir und deiner Seele Raum. Schreibe es auf.

Setze dich abschließend auf deinen Stuhl, und beende die Übung, indem du aufstehst und die Stühle wegräumst. Nimm dir ein paar Tage Zeit, und schaue dir an, was du geschrieben hast. Das ist es, wozu du in Wahrheit auf der Erde bist.

Wie kannst du das, wozu du wirklich hier bist, umsetzen? Den wichtigsten Schritt hast du getan: Du hast erkannt, was im Moment wichtig ist. In ein paar Jahren kann es schon ganz anders aussehen, doch wenn du weiterhin übst, in deiner Mitte anwesend zu sein, dann wirst du mit deinem eigenen Fluss gehen und immer wissen, was du willst. Alles, was du wirklich willst, ist auch als Möglichkeit in deinem Leben angelegt. Das bedeutet, dass die Seele dir immer die Gelegenheiten erschafft, das, was sie will, auch in Taten umzusetzen.

Erinnere dich immer wieder daran, dass es meistens eher um eine Entwicklung geht als um ein festgelegtes Happy End, auch wenn wir es uns so sehr wünschen. Der Weg zu deiner Erfüllung ist der Weg deiner Entwicklung, und die Vollendung deiner Entwicklung ist dein Happy End. Das, was du dir ganz konkret in deinem Leben wünschst, ist die sprichwörtliche Karotte, die dir deine Seele vor die Nase hält, damit du deinen Weg der Entwicklung in dein Licht und in deine Kraft gehst. Keine Sorge, natürlich bekommst du die Karotte auch, wenn die Entwicklung des Lebensbereiches, um den es gerade geht, vollendet ist. Scheust du vor dem Weg deiner Entwicklung zurück, indem du dir deine Träume ausredest, dann verweigerst du dich deiner Entwicklung. Das darfst du tun, doch das schürt tief in dir eine immense Angst, das Leben zu verpassen.

So nimm für heute erst einmal ernst, was du aufgeschrieben hast. Glaube deinen Notizen. Auch wenn es noch so unbequem ist, übernimm die Verantwortung dafür, dass es das ist, was du wirklich willst, selbst wenn du noch nicht den leisesten Schimmer hast, wie du deine Träume in die Tat umsetzen sollst. Hilfe kommt, sei sicher. Die Lichterkette, die du bist, kennt sich selbst. Sie ist in sich stimmig. Wenn du Ja zu dir selbst sagst, dann aktivierst du damit die Gelegenheiten, die du brauchst, um deinen Weg zu gehen, aber eben auch nur dann. Dein Wahres Selbst braucht dein bewusstes und volles Ja, egal, wie unbequem es sich anfühlt. Wenn du innerlich still wirst, dann erkennst du, dass dich dein Ja zu dir selbst tief erfüllt. Du bist in deiner Mitte angekommen.

Am Ende des Buches, wenn du all deine inneren Landschaftsbereiche belebt und dein Team nach Hause geholt hast, verknüpfen wir dein Wahres Selbst und alles, was du verwirklichen willst, mit den Kräften, die es dir ermöglichen.

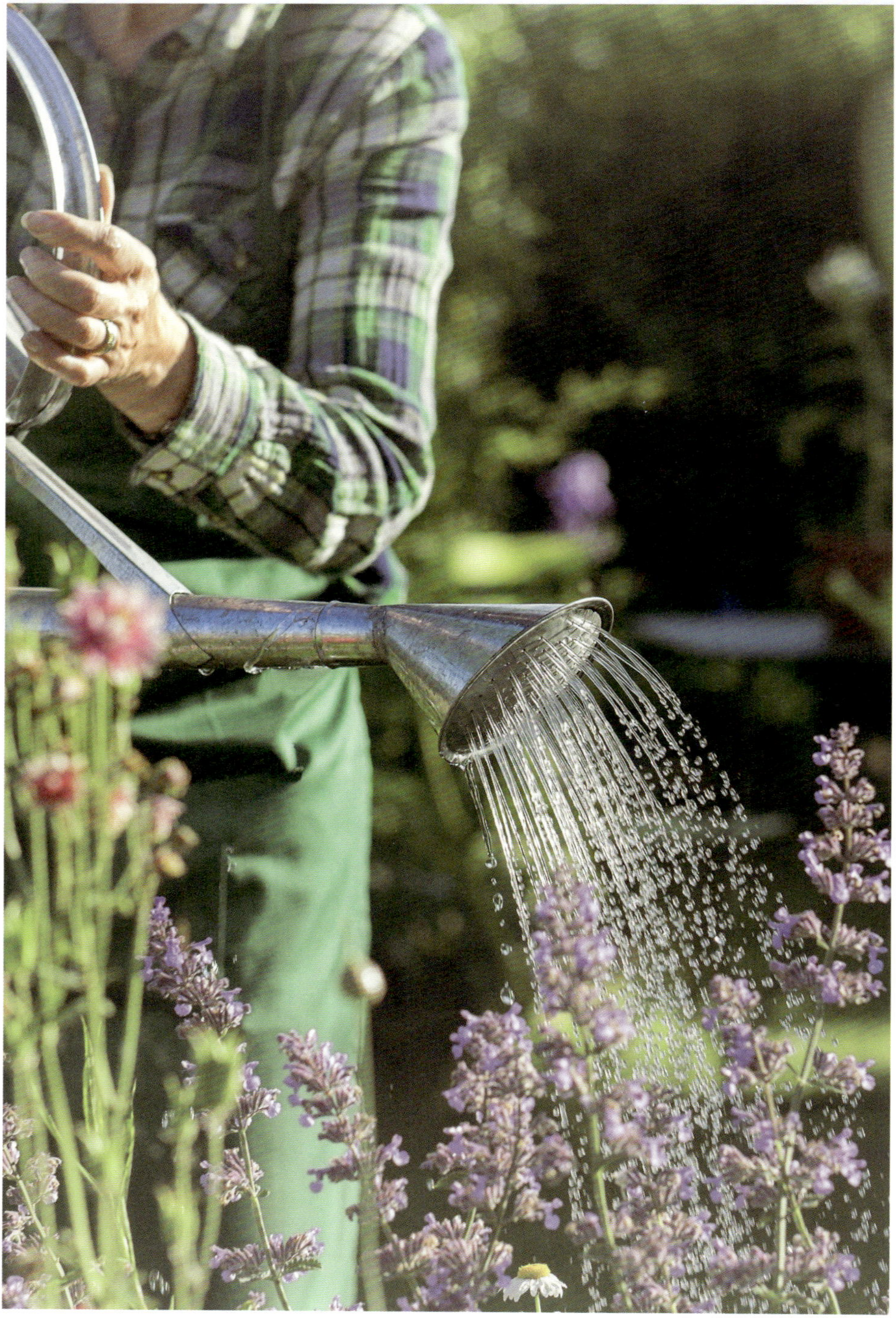

Deine Innere Frau braucht Raum für bewusste ENTWICKLUNG

Zur Erinnerung: Den Bereich deiner Inneren Frau kannst du dir wie einen großen Garten mit einem Gewächshaus vorstellen. Es ist ein innerer Raum, in dem alles reift, womit du dich bewusst und unbewusst beschäftigst.

Hier ist ein Beispiel, damit du noch besser verstehst, wie die Innere Frau wirkt: Du hattest den Impuls, dieses Buch zu kaufen. Der Impuls ist das Samenkorn. Er kam von irgendwoher, und du hast ihn nicht vorüberziehen lassen, sondern ihn in dich aufgenommen. Damit hast du ihn deiner Inneren Frau zum Reifen gegeben. Sie gab dem Impuls, das Buch zu kaufen, Raum und sagte Ja dazu. Deine innere Stimme sagte dir, dass du das Buch lesen willst, sonst würden wir uns beide ja nicht auf diesen Seiten treffen. Das ist die Wirkungsweise der Inneren Frau.

Dass du es gekauft hast und jetzt liest, ist die Wirkung des Inneren Mannes, auf den wir noch zu sprechen kommen. Er setzt im besten Fall um, was die Innere Frau zum Reifen und zum Blühen gebracht hat. Wie mit diesem Buch geht die Innere Frau mit allem um, was du im Laufe des Tages hörst, liest oder denkst. Sie lässt es entweder an sich vorbeiziehen und kümmert sich nicht weiter darum, oder sie nimmt es in sich auf.

Woher weiß sie, was sie in sich aufnehmen und in ihr Gewächshaus setzen soll und was nicht? Das hängt ganz von dir ab. Wenn du ihr unbewusst freien Lauf lässt, dann nimmt sie alles in sich auf, was dich berührt, sei es positiv oder negativ. Sie nährt das mit Aufmerksamkeit, was sie kennt, selbst dann, wenn es dir schadet. Alles andere lässt sie liegen. Sie dient deinem Überlebens-Ich mit all seinen verdrängten Gefühlen und Erinnerungen, indem sie zum Beispiel die Ideen und Samenkörner anderer statt deiner eigenen in ihr Gewächshaus setzt. In diesem Fall kümmerst du dich reflexartig um die Probleme anderer, statt nach dem zu schauen, was dir wichtig ist. Deine eigenen Angelegenheiten erscheinen dir weniger wichtig als die anderer, und du fühlst dich nicht wohl, wenn du dich um dich selbst kümmern sollst. Du bist immer beschäftigt, anstatt dir Zeit und Raum für dich selbst zu geben und in dir reifen zu lassen, was für dich und deine Erfüllung wesentlich wäre. Du bist ein Spielball für die Bedürfnisse anderer. Du hoffst zwar insgeheim, dass dir die anderen endlich ein bisschen Zeit für dich selbst lassen, doch du bist nicht in der Lage, selbst dafür zu sorgen, dass man dich in Ruhe lässt. Hast du diese Zeit dann doch einmal, weißt du nichts mit dir anzufangen.

Besonders wichtig ist es, dass du verstehst: Die Innere Frau nährt auch deine Angst, wenn du ihr keine anderen Anweisungen gibst. Wenn du dich den ganzen Tag mit schlechten Nachrichten beschäftigst, sei es durch Medien oder Gespräche, dann setzt sie eben diese Samen der Besorgnis und der Angst in das Gewächshaus, selbst dann, wenn es gar nicht deine eigenen sind. Wie die Erde nährt sie bedingungslos das, was du in sie hineinpflanzt, mit ihrer Aufmerksamkeit, ihrem Wahrnehmen und ihrer Liebe.

Doch deine Aufmerksamkeit ist zu kostbar, um ständig etwas zu nähren, was dir schadet, meinst du nicht?

Und doch scheint es einfacher zu sein, die Angst zu nähren als deine wahren Wünsche und Träume. An der Angst kannst du nicht scheitern, an deinen Plänen schon. Deine Angst könnte deshalb eine Komfortzone sein, in der du dich aufhältst, damit du nicht Gefahr läufst, enttäuscht zu werden, zu scheitern und dich schlecht zu fühlen. Doch ein erfülltes Leben kannst du nur erschaffen, wenn du bereit bist, nach dem Scheitern wieder aufzustehen und laufen zu lernen, wie du es als Kind mit unbeirrbarer Zielstrebigkeit getan hast.

Deshalb ändern wir das jetzt. Wir rufen deine Innere Frau aus den Tiefen deiner inneren Landschaft in ihren eigenen Garten. Wir geben ihr ausdrücklich die Erlaubnis, von nun an auf neue Weise für dich zu sorgen und das zu nähren, was dir wirklich guttut.

Zur Erinnerung, damit es kein Missverständnis gibt: Deine Innere Frau sorgt immer für dich. Doch wenn du im Überlebens-Ich bist, weil du es nicht besser weißt, dann sorgt sie für dein Überleben, zum Beispiel, indem sie sich über Gebühr um die Angelegenheiten anderer kümmert.

Die folgende innere Reise führen wir ausdrücklich mit der Absicht durch, deine Innere Frau in ihre wahre Kraft zu bringen, damit sie schöpferisch tätig wird und Stroh zu Gold spinnt. Nun könntest du dich fragen, wieso du das tun solltest, liest du doch gerade dieses Buch, was zeigt, dass deine Innere Frau offensichtlich zu Hause ist und gut für dich sorgt.

Erinnere dich an die Bedürfnispyramide. Es ist gut möglich, dass deine Innere Frau auf bestimmten Ebenen sehr gut für dich sorgt, auf anderen hingegen das Überlebens-Ich nährt. In deiner inneren Landschaft kann sehr vieles gleichzeitig stattfinden. Du bist nicht entweder vollkommen in deiner Schöpferkraft oder vollkommen im Überlebens-Ich gefangen, sondern du bist sowohl in einigen Lebensbereichen im Überlebensmodus als auch in anderen im Schöpferselbst.

Das Problem ist: Das Überlebens-Ich ist immer stärker. Wenn das Schöpferselbst etwas verwirklichen will, was das Überlebens-Ich als Bedrohung empfindet, dann muss das Schöpferselbst zurücktreten. Im Umkehrschluss heißt das: Je mehr Lebensbereiche frei sind und Gold produzieren, desto mehr Kraft schenken sie sich gegenseitig und desto leichter kann dein Überlebens-Ich zur Seite treten und sich ausruhen. Das möchte es schon lange, es kommt nur nicht dazu. Wie ein verlässlicher Leibwächter steht es dir zur Seite, bis es abgelöst wird – und dafür sorgen wir gerade.

Wir haben das Reich der Inneren Frau mit einem Garten verglichen, in dem sie gärtnert. Doch sie kann noch viel mehr als das: Sie ist deine dir innewohnende Zauberin, die die Kunst der Alchemie beherrscht. Was du deiner Inneren Frau anvertraust, verwandelt sie in Gold. In der inneren Reise rufen wir sie in ihr Reich und geben ihr ihre Magie zurück.

INNERE REISE:
Das Zauberreich deiner Inneren Frau zum Leben erwecken

Du darfst es dir ganz bequem machen. Es gibt nichts mehr für dich zu tun. Du brauchst niemandem zu gefallen und es niemandem recht zu machen. Du bist hier nur für dich und deinen inneren Reichtum.
Vor deinem inneren Auge entsteht ein Tor, das du mühelos durchschreitest. Du befindest dich jetzt in deiner inneren

Landschaft. Irgendwo in dieser Landschaft lebt deine Innere Frau, auch wenn du sie im Moment noch nicht sehen kannst. Es wird Zeit, sie in ihr Zuhause zu bringen, das weißt du, und deshalb rufst du sie nun: »Meine Innere Frau, komme zu mir.« Sie ist ein Teil von dir, deshalb wird sie auf deinen Ruf reagieren. Sie will ja nach Hause. Jetzt nimmst du sie wahr. Es kann sein, dass du wirklich eine Gestalt siehst, vielleicht ist es auch nur ein Licht oder etwas Schemenhaftes. So, wie es ist, ist es genau richtig. Sage ihr: »Ich bin so glücklich, dich zu sehen, ich bringe dich an den Ort in mir, an dem du wirken kannst.«

Der Weg leuchtet auf, und damit weißt du, dass er euch in das Reich deiner Inneren Frau bringt. Ihr geht den Weg entlang. Er führt in einen wunderschönen Garten. Du siehst die angelegten Beete und das Gewächshaus. Auf einmal entdeckst du einen Rosenbogen, der über und über mit Blüten bedeckt ist. Fast hättest du nicht erkannt, dass es überhaupt ein Durchgang ist. Deine Innere Frau geht zielstrebig auf den Rosenbogen zu, so, als würde sie ihn kennen. Es ist gerade genug Platz, damit ihr beide hindurchschlüpfen könnt.

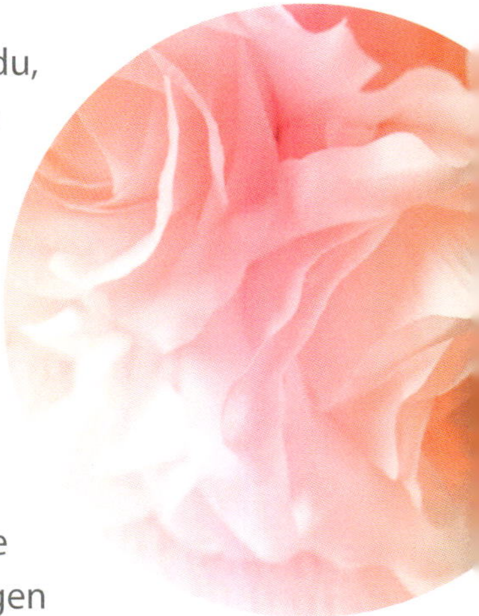

Jetzt steht ihr hinter dem Rosenbogen. Du bist überwältigt. Hier sieht es aus wie in einem Zauberreich. Es gibt eine Liegestätte, auf der sich deine Innere Frau ausruhen und träumen kann. Überall liegen und stehen Kraftgegenstände wie Amulette, Kessel und Flaschen mit Zaubertränken. Es gibt eine Feuerstelle.

Deine Innere Frau schüttelt sich und fängt an, alles in Ordnung zu bringen. Du darfst ihr einfach dabei zuschauen.

»Hier braue ich die Mittel, die deine Träume brauchen, damit sie wachsen können«, sagt sie, während sie aufräumt. Du musst nicht genau wissen, was sie damit meint. Du erkennst, dass sie genau weiß, was zu tun ist, auch dann, wenn du es selbst nicht weißt. Sie kennt sich hier aus. Jetzt entfacht sie das Feuer der Feuerstelle und hängt einen Kessel darüber. Sie hat es eilig, das spürst du, und so schaust du ihr nur zu. Sie holt einige Kräuter aus den Taschen ihres Kleides und fügt etwas aus den Flaschen hinzu. In wenigen Augenblicken ist das, was sie braut, fertig. Sie nimmt einen Kelch, füllt ihn und trinkt den Zaubertrank. Plötzlich verändert sie sich, wird noch schöner, sichtbarer und strahlender. Du atmest auf. Jetzt ist sie in ihrer Kraft, das spürst du. Sie schaut dich an. »Lasse mich hier alles in Ordnung bringen, ich weiß, was zu tun ist«, sagt sie. »Ich weiß auch, welche der Pflanzen, die im Garten und in dem Gewächshaus wachsen, deine sind und welche nicht. Vertraue mir. Gib mir die Erlaubnis, dir in den nächsten Tagen und Wochen zu zeigen, was deines ist und was nicht. Ich kenne mich hier aus, ich gehöre zu dir, und ich stehe im Dienst deiner Seele.«
Du schaust sie fasziniert an. Welche Kraft sie hat, und wie zuversichtlich sie ist. Auf einmal spürst du: Mit dieser Inneren Frau bist du sicher. Sie weiß genau, was zu dir gehört und womit du deine Kraft verschwendest. Du fühlst dich, als sei nicht nur sie nach Hause gekommen, sondern auch du. »Lasse mich hier wirken, ich kenne mich hier aus«, bestätigt sie noch einmal, und du spürst ihre unerschütterliche Kraft.
Bewegt und berührt verlässt du ihren Bereich. Sie wird sich bemerkbar machen, das weißt du, und du gehst deinen Weg zurück zu dem Tor, das dich in die Außenwelt führt. Du bist sehr erleichtert, dass diese so zuverlässige Kraft nun in dir aufräumt und ihren Zauber in deinem Leben entfaltet.

Hast du es bemerkt? Deine Innere Frau hat sich selbst geheilt. Sie weiß, was sie braucht, damit sie wirken kann, sie benötigt nur deine Erlaubnis.

Im Gegensatz zu deinem Inneren Kind will deine Innere Frau nichts Aktives von dir. Du aktivierst sie, indem du ihr bewusst erlaubst, gut für dich zu sorgen, indem du ihr vertraust und ihr zuhörst, auch wenn es einmal unbequem wird. Sie weiß, welche Samenkörner in dir aufgehen und Früchte tragen sollten und welche du besser entfernen lässt. Du erkennst das daran, dass du ein ungutes Bauchgefühl bekommst, dass du Widerstand spürst oder unwillig wirst. Natürlich könnten das auch Vermeidungsstrategien des Inneren Kindes sein. Deshalb ist es sehr wichtig, dass es sich in seinem Zuhause befindet. Wenn du dann immer noch ein inneres Nein spürst, dann gehe davon aus, dass sich deine Innere Frau meldet.

Willst du direkt in Kontakt mit ihr kommen, dann nutze die Übung »Dein Siegerteam kennenlernen« (S. 63). Setze dich deiner Inneren Frau gegenüber, und befrage sie zu den Themen, die dich beschäftigen. Sie weiß, was zu dir gehört, wann etwas auf dich zukommt, wie lange der jetzige Zustand noch andauert, was du brauchst und was du lassen solltest.

Hier ein Beispiel, wie die Innere Frau wirken kann: Meine Klientin wünschte sich von Herzen einen liebevollen Partner. Sie war schon länger allein und hatte schwierige Beziehungen hinter sich. Sie war sehr spirituell und glaubte an sogenannte Seelenpartner. Sie hatte das Gefühl, dass es einen ganz bestimmten Seelengefährten gab, den sie zur richtigen Zeit treffen würde. Im Coaching setzte sie sich ihrer Inneren Frau gegenüber und fragte diese, was sie denn tun oder lassen könnte, um diesen Seelengefährten in ihr Leben zu bitten. Sie begab sich auf den Platz ihrer Inneren Frau und spürte auf einmal, dass sie bestimmte Anteile ihres letzten Partners noch immer in sich trug und zum Blühen bringen wollte. Die Innere Frau wusste, dass meine Klientin diese Anteile zurückgeben musste, damit Platz für den Seelengefährten entstand. Die Zeit war genau richtig, und sie konnte ganz leicht loslassen. Sie gab die Anteile, die sie noch in sich trug, an ihren Ex-Partner zurück und fühlte auf einmal ihren Seelengefährten ganz nahe bei sich. Meine Klientin spürte: Der Weg war nun frei. Das heißt nicht, dass ihr Seelengefährte auf einmal vor ihrer Tür stehen würde, doch sie war von nun an innerlich ruhig und gelassen, weil sie wusste, sie hatte alle Hindernisse beseitigt. Mehr konnte und mehr brauchte sie nicht zu tun.

Die Innere Frau kennt also ihren Garten und weiß, was für dich richtig ist. Sie weiß um die Rhythmen deines Lebens. Du kannst dich ihr anvertrauen, das spürst du jetzt deutlich.

Weil sie so lange nicht in ihrem Zuhause war, sondern sich um die Belange anderer gekümmert hat oder wie gelähmt war, schenken wir deiner Inneren Frau jetzt etwas ganz Besonderes: einen kleinen Wellnessurlaub. Er hilft dir, die Angst loszulassen, die deine Innere Frau für dich genährt und gehütet hat. Nutze die folgende innere Reise immer dann, wenn du dich erschöpft fühlst oder dir einfach etwas Gutes tut willst. Du lernst dadurch, dich zu entspannen, und kommst in Kontakt mit deiner ursprünglichen weiblichen Natur.

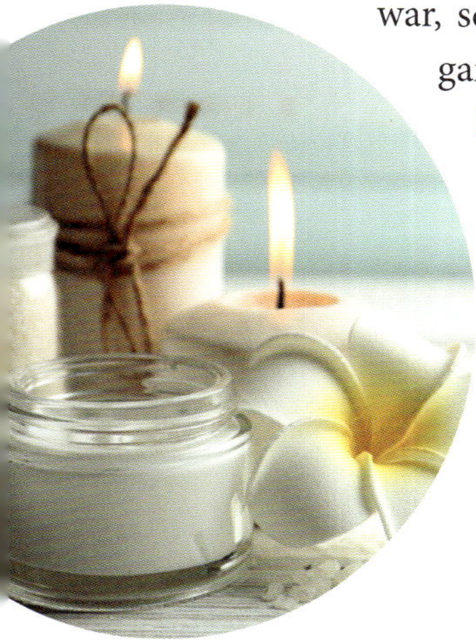

INNERE REISE:

Wellnessurlaub für deine Innere Frau

Setze oder lege dich bequem hin. Es gibt nun nichts mehr für dich zu tun. Alles an dir darf sein, wie es ist, mit allen Empfindungen, die in dir leben, allen Wünschen und Träumen, die durch dich gelebt werden wollen. Dein Atem wird ruhiger. Du sinkst immer tiefer in dich selbst hinein.

Gehe in deiner Vorstellung durch ein Tor, das dich in dein Inneres führt. Bitte deine Innere Frau zu dir, oder suche sie in ihrem Garten auf. Schaue sie dir genau an. Wie nimmst du sie wahr? Frage sie, was sie braucht und ob es ihr gut geht. Höre ihr genau zu, sie weiß, was sie braucht.

Bitte sie jetzt, alles, was sie mit sich herumträgt und was nicht zu ihr gehört, abzulegen. Das kann zum Beispiel ein schwerer Mantel, ein Rucksack mit unerledigten Themen, ein schwarzer Trauerschleier vor dem Gesicht, ein Keuschheitsgürtel oder ein uralter Ehering sein. Es kann sein, dass sie aus allen Zeitepochen Symbole der Unterdrückung und Überlastung bei sich trägt. Lasse sie alles ablegen, sie braucht es nicht mehr, sie ist jetzt zu Hause. Was sie ablegt, zerfällt zu Staub und wird von der Erde neutralisiert.

Du bemerkst auf einmal ein goldenes Tor. Gehe mit deiner Inneren Frau durch das Tor hindurch. Ihr gelangt zu einer Wellnessoase, die genau so ist, wie es deine Innere Frau liebt. Eine Badewanne ist angefüllt mit wunderbar duftendem Wasser. Wunderschöne Wesen aus dem Reich der Venus nehmen deine Innere Frau in Empfang und kümmern sich um sie. Sie wissen, was ihr guttut, und geben es ihr. Sie ziehen deine Innere Frau aus und nehmen dabei auch die letzten Reste all dessen, was sie mit sich herumschleppt, von ihr. Deine Innere Frau steigt jetzt in die Badewanne.

Das warme Heilwasser umspült deine Innere Frau und nährt sie mit allem, was sie braucht. Dir wird klar, dass du ihre Kraft oft für andere genutzt hast, damit du dich von ihnen geliebt und anerkannt fühlst. Jetzt entscheidest du, dass deine Innere Frau ihren angestammten Platz in deinem Inneren nicht nur einnehmen darf, sondern ihn auch nicht mehr verlassen muss.
Du bist bezaubert von deiner wunderschönen Inneren Frau, die sich immer wohler und stärker fühlt. Nun steigt sie aus dem Bad und bekommt ein Gewand. »Bringe sie regelmäßig zu uns«, sagen die Wesen der Venus zu dir, »dann bist du immer genährt und voller innerer Schönheit und Kraft.« Du nickst und bringst deine Innere Frau zurück in ihren Garten. Dann kehrst du durch das Tor zurück in den Raum, in dem du dich befindest.

Deine Innere Frau braucht ungestörte Zeit, damit sie in aller Ruhe in Gleichklang mit sich selbst kommen und spüren kann, ob das, was sie nährt, überhaupt noch stimmig ist. Mache dir die Mühe, herauszufinden, was dich wirklich nährt und was du tun würdest, wenn niemand zusähe und du nichts leisten müsstest. Das ist dein Gegenmittel gegen die Angst, das Überlebens-Ich, das dich antreiben oder lähmen will, oft sogar beides gleichzeitig in unterschiedlichen Lebensbereichen.

Deine Innere Frau weiß, was dir guttut.

Du kannst ihr VERTRAUEN.

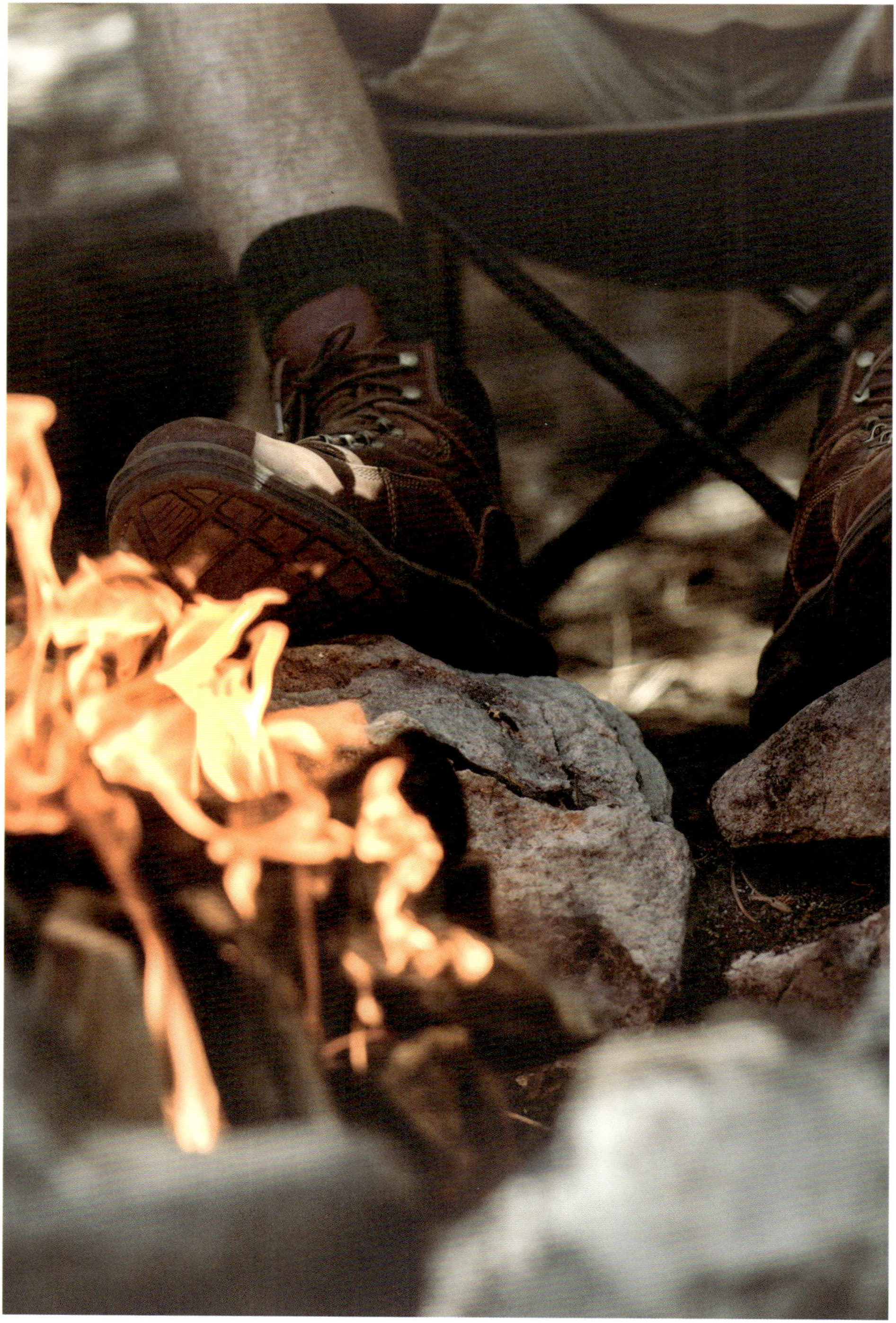

Der Innere Mann braucht Zeit für das, was dich GLÜCKLICH macht

Kannst du dir vorstellen, dass es in dir eine Kraft gibt, die voller Begeisterung das tun würde, was dich erfüllt und glücklich macht? Es ist eine Kraft, die direkt an dein Lebensfeuer angeschlossen ist. Sie kennt und führt dich, indem sie dir Impulse gibt, die dir, würdest du ihnen folgen, ein erfülltes Leben bescheren könnten. Diese Kraft meldet sich über kurze, fast ruckartige Handlungsimpulse. Während du auf einer Landstraße entlangfährst und eine besonders schöne Stelle in der Natur siehst, denkst du: »Ich könnte doch anhalten und zehn Minuten spazieren gehen.« Könntest du, tust du aber nicht, denn die Pflicht ruft, und du kommst nicht darauf, dass die Pflicht immer rufen wird. Das ist ihre Natur. Es liegt an dir, ob du dich immer und überall rufen lässt oder nicht.

Die Impulse des Inneren Mannes sind schnell. Er sorgt dafür, dass das Feuer deiner Begeisterung am Leben weiterbrennt. Wenn du aus dem Überlebens-Ich heraus handelst, weil du Angst hast, etwas Schlimmes könnte passieren, wenn du dem, was dich glücklich macht, folgen würdest, dann zwingst du deinen Inneren Mann, dein eigenes Feuer zu verlassen und sich um das anderer zu kümmern. Damit du dich sicher fühlen kannst, nötigst du ihn also, seine Tatkraft und damit deine Energie und Zeit übermäßig für andere anstatt für dein eigenes Seelenheil und deine Erfüllung einzusetzen.

Egal, ob es dieser Spaziergang ist, ob es bedeutet, dir Zeit zum Lesen zu nehmen, oder ob du etwas Großes in deinem Leben verändern willst: Du nimmst dir keine Zeit, das zu tun, was dich glücklich macht, weil du zu sehr damit beschäftigt bist, für deine vermeintliche Sicherheit zu sorgen, indem du tust, was andere von dir wollen. Das erschöpft deinen Inneren Mann sehr, denn so wird er nie durch das Feuer der Begeisterung genährt und aufgeladen.

Stelle dir das so vor: Im Garten der Inneren Frau wächst das Holz, das das Feuer deines Inneren Mannes nährt. Es sind deine Wünsche und Träume, deine Impulse, das, was du auf die Erde bringen und verwirklichen willst. Wenn du im Überlebens-Ich bist, dann setzen andere Menschen ihre Samen in den Garten der Inneren Frau. Diese wachsen heran und bilden dann das Holz, mit dem dein Innerer Mann das Feuer nährt. Das ist aber nicht dein Feuer, verstehst du? Es sind die Hölzer anderer, die dein Innerer Mann in die Tat umsetzt.

Es kann also sein, dass dein Innerer Mann, wenn du ihn gleich triffst, sehr erschöpft ist, weil er sich für andere abrackert. Wir rufen ihn in der folgenden inneren Reise und führen ihn an den Platz, an dem dein wahres Feuer brennt. Wir werden sehen, was dann passiert. Du darfst gespannt sein.

INNERE REISE:

Deinen Inneren Mann an sein Feuer führen

Es gibt jetzt nichts mehr für dich zu tun. Du darfst dich entspannen, du musst für niemanden mehr sorgen und es niemandem recht machen. Du bist hier nur für dich und für deine Freiheit. Vor deinem inneren Auge entsteht jetzt ein Tor. Du gehst hindurch und befindest dich in deiner inneren Landschaft. Du weißt, dass sich irgendwo in dieser Landschaft dein Innerer Mann befindet, also jene Kraft, die in der Lage ist, das, was dich begeistert, in Handlungen umzusetzen. Rufe jetzt in deine innere Landschaft hinein: »Mein Innerer Mann, komme zu mir. Zeige dich, damit ich dich nach Hause an dein Feuer bringen kann.«
(Wenn dein Innerer Mann erscheint, dann überspringe das in [...] Gesetzte.)

[Sollte er nicht erscheinen, dann gehe den Weg entlang, der durch die Landschaft führt, bis du an ein Feuer gelangst. Du siehst deinen Inneren Mann dort sitzen, und du weißt auf einmal, dass es nicht seines ist. Er wirkt möglicherweise sehr erschöpft. Sage ihm: »Lasse dieses Feuer einfach ausgehen, es hat nichts mit dir zu tun. Komme mit, ich bringe dich in dein Zuhause.« Dein Innerer Mann ist möglicherweise so erschöpft, dass er nur noch nicken kann. Reiche ihm die Hand, und hilf ihm hoch. Er hat sich sehr für andere oder für Projekte, die dir Sicherheit geben sollen, dich aber nicht erfüllen und begeistern, verausgabt. Triff die Entscheidung, ihn von diesem Feuer wegzuholen, er kann das nicht allein. Er muss dem dienen, was dein Inneres von dir fordert. Wenn du bis jetzt aus dem Überlebens-Ich heraus gelebt hast, musste er diesem Überlebens-Ich dienen. Das bedeutet, dass er sehr viel für andere getan hat und sehr wenig für dich. Er kann nicht selbst entscheiden, das fremde Feuer zu verlassen, egal, wie ausgebrannt er auch sein mag. Also musst du die Entscheidung treffen. Reiche ihm die Hand, und führe ihn weg.]

Der Weg, der durch die Landschaft führt, blinkt auf. Du weißt, dass er magisch ist und euch jetzt zum richtigen Feuer deines Inneren Mannes führt. Auf einmal bemerkst du tatsächlich in einiger Entfernung ein großes Lagerfeuer. Du spürst, dass dein Innerer Mann wacher wird, den Kopf hebt und schneller laufen will. »Genau hier brauche ich dich ab jetzt«, sagst du zu ihm. »Ich will, dass du an deinem eigenen Feuer sitzt, nicht mehr an denen der anderen. Die anderen Feuer lassen wir einfach ausgehen. Wir werden kein Holz mehr nachlegen.« Du spürst tiefe Erleichterung, während du das sagst. Du spürst, dass es richtig ist. Dein Innerer Mann gehört zu dir, du brauchst seine Kraft für dich, für das, was du in die Welt bringen möchtest.
Ihr kommt jetzt zu dem großen Lagerfeuer, und du bist glücklich, dass es so schön brennt, obwohl dein Innerer Mann nicht zu Hause war. Jetzt siehst du den Drachen, der in diesem Bereich deiner inneren Landschaft darauf aufpasst, dass alles in Ordnung bleibt. »Ich habe das Feuer gehütet«, sagt der Drache, »ich kann aber nicht eigenständig handeln.« Je näher ihr dem Feuer kommt, desto mehr bemerkst du, wie schwer dein Innerer Mann bepackt ist. Er trägt Taschen, Rucksäcke, einen schweren Mantel, schwere Stiefel, vielleicht sogar eine Eisenkette. Führe ihn jetzt an das Feuer, und hilf ihm, alles loszulassen. Ziehe ihm den Mantel aus, und wirf ihn ins Feuer, nimm ihm den Rucksack ab, und wirf ihn ebenfalls ins Feuer. Fahre so lange fort, bis dein Innerer Mann alles abgegeben

hat, was nicht zu ihm gehört. All das hat er für andere getan, für andere getragen, für andere auf sich genommen, geplant und ausgeführt.

Jetzt bemerkt dein Innerer Mann seinen Drachen. Nimm wahr, was geschieht. Die Verbindung zwischen diesen beiden ist heilig und sehr innig. Gib ihnen ein bisschen Zeit miteinander. Sie kennen sich und haben sich schon sehr vermisst. Lasse ihnen diesen privaten Moment miteinander. Gehe den Weg zurück durch das Tor, das dich in die Außenwelt führt. Später schauen wir noch einmal nach deinem Inneren Mann. Jetzt darf er erst einmal ankommen und heil werden.

Der Drache als Krafttier steht in dieser inneren Reise für den Taktgeber des Inneren Mannes. Egal, wie sehr du diesen auch für die Belange anderer eingesetzt hast, weil du es nicht besser wusstest, der Drache hütet das Feuer und kennt die wahre Natur deines Inneren Mannes. Er ist wild, also nicht domestiziert, und weiß, welches Feuer das deinige ist. Du kannst dich auf ihn verlassen. Der Drache kann aus sich selbst heraus nicht handeln, doch er kann mahnend eingreifen und den Inneren Mann an sein eigenes Feuer zurückrufen, wenn dieser sich zu sehr in den Angelegenheiten anderer verliert. Das spürst du, indem du unwillig wirst, keine Lust hast, aggressiv reagierst, manchmal sogar krank wirst. Wie die Innere Frau ihren eigenen Zaubertrank brauen kann, so hilft der Drache deinem Inneren Mann, sich an sich selbst zu erinnern. Du kannst deinen Drachen immer rufen, wenn du nicht weißt, ob du für dich selbst oder für jemand anderen handelst. Er wird dir eine klare Antwort geben.

Wenn du dich selbst ständig verausgabst und dein Innerer Mann völlig erschöpft ist, dann zeigt dir dein Inneres das durch Warnsignale, die du als Angst wahrnimmst. Je mehr du deinem Inneren Mann Raum gibst, das zu tun, was dich wirklich erfüllt, desto weniger Angst wirst du spüren. Wenn du ihn noch besser kennenlernen willst, was ich dir rate, dann mache die folgende Übung.

ÜBUNG: Deinen Inneren Mann noch besser kennenlernen

Nimm dir etwas zum Schreiben, und stelle zwei Stühle einander gegenüber. Der eine gehört dir, der andere deinem Inneren Mann.

Setze dich auf deinen eigenen Platz. Wie nimmst du dein Gegenüber wahr? Ist es kraftvoll und energiegeladen oder abgespannt? Stelle deinem Inneren Mann Fragen, indem du sie aufschreibst: »Was brauchst du? Was soll ich lassen, und was soll ich tun?«

Wechsle den Platz, und begib dich in das Kraftfeld des Inneren Mannes. Jetzt bist du in Kontakt mit deiner Handlungsfähigkeit und deiner Tatkraft. Nimm dir die Zeit, die Fragen, die auf dem Papier stehen, schriftlich zu beantworten. Frage auf diesem Platz nicht nach dem Wie, darum musst du dich nicht kümmern. Der Innere Mann gibt Handlungsimpulse, er braucht nicht zu wissen, wie er sie umsetzen soll. Das wissen andere Kräfte in dir, auf die wir noch kommen.

Wenn du alles aufgeschrieben hast, dann wechsle wieder den Platz. Frage dich selbst: »Bin ich bereit, dem Inneren Mann zuzuhören und dem, was er sagt, zu folgen?« Auch du selbst musst noch nicht wissen, wie du das tun sollst. Im Moment genügt es, wenn du die Entscheidung triffst, deinem Inneren Mann den Platz in dir zu geben, der ihm gebührt.

Beende dann die Übung, und wiederhole sie an ein paar aufeinanderfolgenden Tagen. Du wirst merken, dass sich dein Innerer Mann erholt, wenn du ihn nicht mehr ständig von seinem eigenen Feuer wegholst, um für andere da zu sein.

Wie kannst du mehr für dich selbst und weniger für andere da sein? Das Wichtigste ist: Kümmere dich um dein Inneres Kind. Nimm es in deine Obhut, und bringe es in sein Zuhause in dir, damit es sich nicht die Liebe und Anerkennung anderer erkaufen muss, indem es den Inneren Mann einspannt.

Das Innere Kind ist, wie gesagt, die stärkste Kraft im System, wenn es nicht gehütet wird, weil es einen der ältesten Gehirnteile symbolisiert. Deshalb sorgen deine inneren Kräfte für die Bedürfnisse des Inneren Kindes, wenn du dieses nicht bewusst an seinen eigenen sicheren Ort bringst. Damit dein Innerer Mann also überhaupt am Feuer sitzen bleiben kann, muss das Innere Kind zu Hause sein. Sonst kommt es, zupft an seinem Ärmel und sagt ihm, dass es Angst hat und er bitte dies oder das für einen anderen Menschen tun soll, damit es sich sicher fühlen kann. Es sagt auch, dass dein Innerer Mann dieses oder jenes auf gar keinen Fall tun soll, damit keiner böse auf es wird. Wenn du dein Inneres Kind nicht bewusst hütest, dann fungiert dein Innerer Mann eher wie ein Handlanger für die Bedürfnisse des Inneren Kindes, anstatt für dich durchs Feuer zu gehen.

Könnte man sagen, er ist dann eher wie ein Vater für das Innere Kind? Nein, denn ein Vater würde dem Kind Sicherheit vermitteln, statt für andere das zu tun, was es will, damit es sich sicher fühlt. Wenn dein Innerer Mann vom Inneren Kind dominiert wird, dann sorgt er dafür, dass es sich bei anderen Menschen sicher fühlt. Er selbst kann nicht von sich aus für die Sicherheit des Inneren Kindes sorgen, das ist nicht seine Natur. Das musst du selbst machen. Hütest du aber dein Inneres Kind, dann kann dein Innerer Mann sehr wohl für seine Sicherheit sorgen, indem er zum Beispiel verletzenden Menschen eine Absage erteilt und mit der Kraft des Drachen auch dazu steht. Keine Sorge, er ist weder wütend noch zerstörerisch. Er ist der unbestechliche Verbündete deiner eigenen inneren Wahrheit.

Das Feuer des Inneren Mannes hat eine Qualität, auf die wir in diesem Buch noch nicht zu sprechen gekommen sind: Es ist im Außen sichtbar. Dein Innerer Mann steht für deine Handlungen, also für deine Interaktion mit der Außenwelt. Wenn du deinem Inneren Mann Genüge tun willst, musst du also deine Handlungen ändern. Du brauchst dazu nicht gleich dein ganzes Leben umzukrempeln. Nimm dir aber von nun an jeden Tag bewusst Zeit für etwas, was dich erfüllt und was dir Kraft gibt und Freude macht. Zeit für dich gehört auf deiner To-do-Liste im Moment ganz nach oben, vor allem dann, wenn du diesen Punkt normalerweise gar nicht auf deiner Liste stehen hast. Bist du es gewohnt, nur die Zeit für dich zu nutzen, die übrig bleibt, nachdem du alles erledigt hast, was du selbst und was andere von dir verlangen? Wir wissen alle, wie viel Zeit das pro Tag ist. Deshalb mache den Punkt »Zeit für dein eigenes Feuer« zur Priorität.

Es ist Übungssache, den kurzen Impulsen aus deinem Inneren zu folgen, denn sie entstehen oft spontan. Dein Innerer Mann lebt im Jetzt. Er gibt dir die Impulse dann, wenn sie anstehen, nicht drei Wochen vorher. Das kann auch bedeuten, dass du etwas längerfristig geplant hast und heute spürst, dass jetzt die Zeit gekommen ist, zum Beispiel die Einladungen zu einer Party zu schreiben, dein Seminar anzukündigen oder im Internet nach dem Tier zu suchen, das du schon immer haben wolltest. Es kann auch sein, dass du den Impuls bekommst, heute einmal gar nichts zu tun, weil du Zeit zum Nachdenken brauchst. Der Innere Mann führt dich immer, heute, jetzt. Er bekommt seine Informationen aus allen möglichen Bereichen deiner inneren Landschaft wie von dem Inneren Kind und der Inneren Frau. Doch auch der Innere Erwachsene gibt ihm durch gedankliche Ermutigung Kraft, so, als würde er dem Feuer Sauerstoff zufächeln.

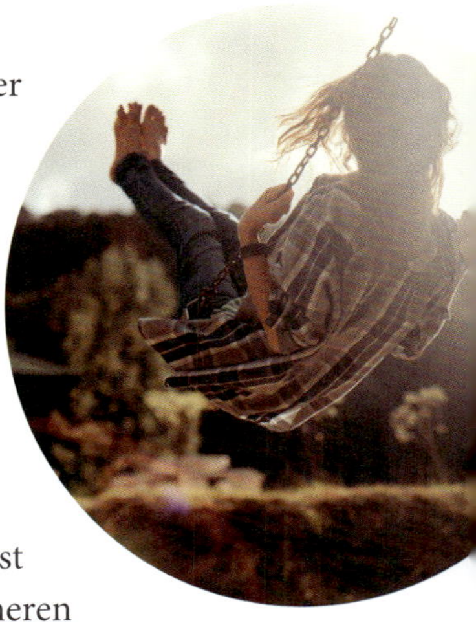

Hier ein Beispiel dafür, wie dein Innerer Mann dein Inneres Kind bewusst glücklich machen kann: Du gehst spazieren und kommst an einem Spielplatz vorbei. Dein Inneres Kind jubelt und will schaukeln. Deine Innere Frau nimmt den Impuls des Inneren Kindes wahr und setzt ihn als Samen in ihren Garten. Das heißt, du tust den Impuls nicht ab, sondern erlaubst dir, ihn zu fühlen und ernst zu nehmen: Du ziehst das Schaukeln in Betracht. Im Garten der Inneren Frau wächst der Samen in Sekunden zu einem Plan heran. Der Innere Erwachsene kontrolliert, ob die Schaukel für deine Größe und dein Gewicht ausgelegt ist. Der Innere Mann tut, was das Innere Kind möchte, wenn der Innere Erwachsene sein Ja dazu gibt, weil er die Schaukel für stabil genug erachtet. Warum tut der Innere Mann, was das Innere Kind möchte? Weil die Innere Frau ihm das entsprechende Holz, sprich den Plan, ins Feuer der Handlung legt. Das Ergebnis ist, dass du schaukelst und aus mehreren Gründen gleichzeitig glücklich bist:

- Du schaukelst, das macht sowieso glücklich.
- Du bist deinem Impuls gefolgt und daher voll und ganz im Jetzt.
- Du hast deinem Inneren Kind zugehört, und es fühlt sich gesehen.
- Du hattest den Mut, etwas zu tun, einfach, weil du Lust dazu hattest.
- Du zeigst dir selbst, dass du dich ernst nimmst.

Das geht nur, weil du bewusst für dein Inneres Kind da bist. Würde es nicht gehütet in dir umherstrolchen, dann hättest du bestimmt trotzdem den Impuls bekommen, zu schaukeln. Doch wenn das Innere Kind Angst davor hätte, beschämt und komisch angeguckt oder gar bestraft zu werden, hätte es diesen Impuls sofort wieder unterbunden. Oder es hätte sich mithilfe des Inneren Mannes auf die Schaukel gesetzt, auch wenn diese nicht stabil genug gewesen wäre. Verstehst du? Ein nicht gehütetes Inneres Kind ist immer impulsiv und schert sich nicht um die Folgen. Ein gehütetes Inneres Kind bittet dich um etwas. Du hörst ihm zu und rufst alle anderen Kräfte zurate. Dann handelst du, denn du bist in der Lage, die Verantwortung für deine Handlungen in jedem Fall zu übernehmen – sogar die Verantwortung dafür, dass du dich entschuldigen musst, wenn du dich falsch entschieden hast.

Den Impulsen des Inneren Mannes zu folgen, muss man üben, denn sie erfordern eine gewisse Spontaneität und Schnelligkeit. Wenn du das, was dich gerade jetzt glücklich machen würde, verschiebst, dann lernst du nur, deine Impulse zu verschieben, statt ihnen zu folgen. Sollst du nun also allem folgen, was dir gerade einfällt, egal, wie unsinnig es auch sein mag? Sollst du zum Beispiel bei einem Businessmeeting die Füße auf den Tisch legen, weil es dein Innerer Mann so will?

Bemerkst du, aus welcher Ecke diese Fragen kommen? Das ist dein Überlebens-Ich, das die Augenbrauen hochzieht und sarkastisch wird. Die Antwort ist einfach: Natürlich nicht. Das wird dein Innerer Mann auch nicht wollen, wenn das Innere Kind während des Meetings glücklich und frei in seinem Zuhause spielt, statt mit am Tisch zu sitzen und sich zu langweilen. Er wirkt ja nicht allein, sondern immer in Zusammenarbeit mit deinen anderen Kräften. Er könnte allerdings den Impuls bekommen, auf den Tisch zu hauen, wenn beim Meeting nur taktiert, statt nach echten Lösungen gesucht wird.

Was aber, wenn dein Innerer Mann am giftigen Feuer einer Sucht sitzt? Was, wenn deine Handlungen von einem inneren Zwang bestimmt werden? Dann suche dir bitte Hilfe. Scheue dich nicht, zuzugeben, dass du dir allein nicht zu helfen weißt. Eine Sucht ist eine ernst zu nehmende Sache, aus der du dich nicht allein befreien kannst und vor allem auch nicht musst. Du kannst den Drachen um Hilfe bitten, damit er den Inneren Mann von diesem giftig qualmenden Feuer weg- und zu seinem eigenen Feuer hinführt, doch eine Sucht hat viele Schichten und Ebenen. Lasse dir also helfen, und nimm das als Handlungsauftrag für den Inneren Mann. Gib ihm den Auftrag, im Außen Hilfe zu suchen.

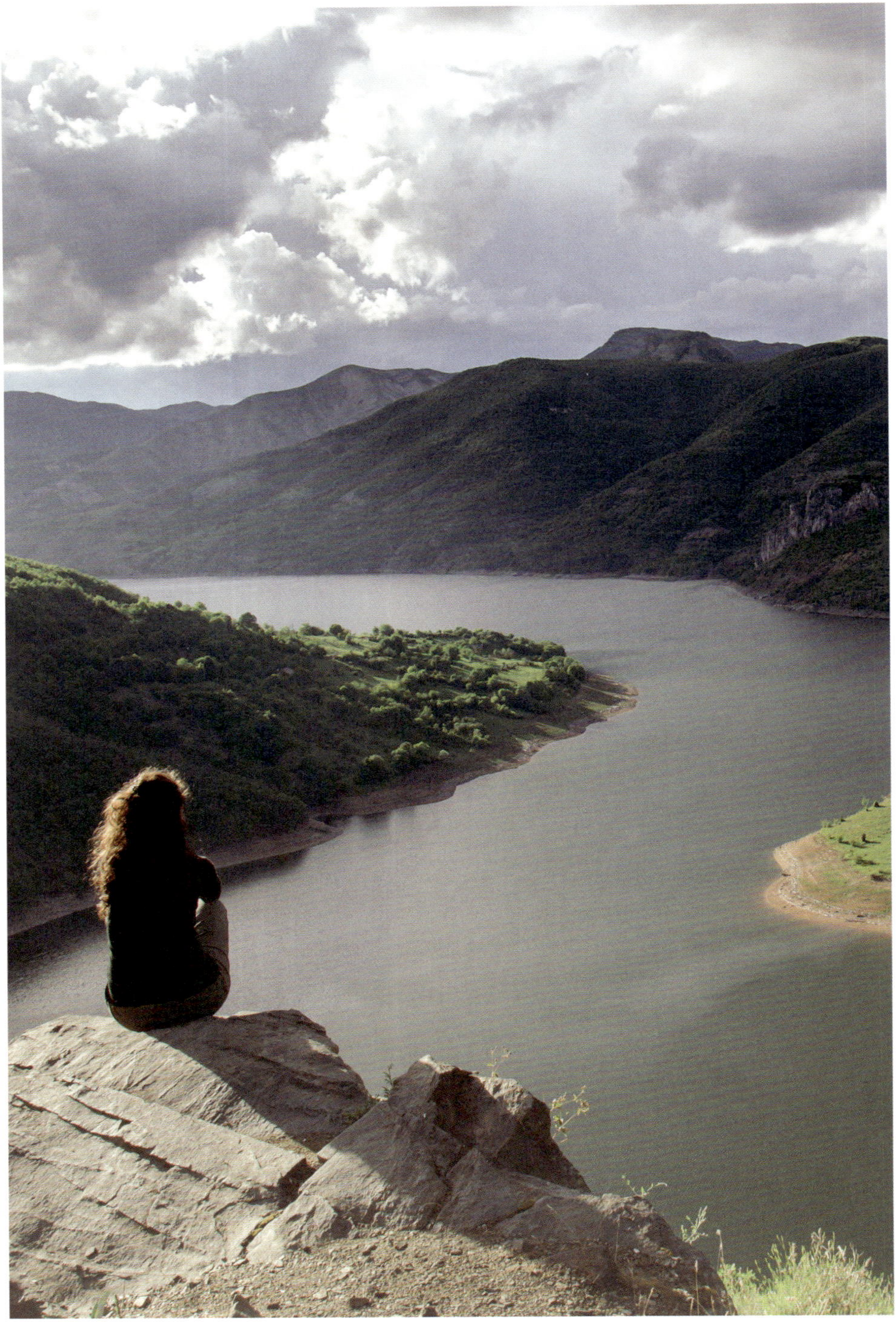

Der Innere Erwachsene braucht die ERLAUBNIS, selbst zu denken

Glaubst du, du hättest immer noch so viel Angst, wenn du statt der negativen Gedanken der Gefahr, des Versagens und des Scheiterns, die dir in den Kopf gesetzt wurden, deine eigenen Gedanken denken könntest?

Im Schamanischen sagt man, dass Gedanken wie Wesenheiten sind. Es gibt die lästigen, nervigen und ständig warnenden Wesenheiten, die sich in alles einmischen und alles schwarzmalen. Was du auch planst oder willst, die Wesen der negativen Gedanken reden es dir aus, machen dir Angst, entmutigen dich. Wieso tun sie das? Weil sie es können. Wenn niemand zu Hause ist, können sie ungehindert in der inneren Landschaft der Gedankenkraft herumstrolchen und alles mit ihrer Negativität schlechtmachen.

Es gibt aber auch die lichtvollen Wesenheiten, die große, friedvolle und weise Gedanken denken und alles von einer höheren Warte aus betrachten können. Sie sehen die Möglichkeiten und Chancen in allem, was geschieht, und sind in der Lage, Informationen auf eine Weise miteinander zu verknüpfen, die dir Erkenntnis und Weisheit schenkt. Durch Erkenntnis kommen automatisch Gelassenheit und innerer Frieden. Hilft es dir, zu wissen, dass diese unterschiedlichen Wesenheiten für verschiedene Gehirnteile stehen? Denn so ist es. Gedanken kommen aus allen möglichen Gehirnteilen, es gibt kein Gedankenzentrum. Alle Gehirnanteile können Gedanken produzieren. Das Überlebens-Ich produziert angsterfüllte Gedanken, die dafür sorgen sollen, dass du dich zurückziehst und dich selbst schützt. Denke daran: Das Überlebens-Ich ist aktiv, weil es einen Grund dazu hat. Die dich mit Angst erfüllenden Gedanken sind die Folge einer oder mehrerer bedrohlicher Geschehnisse. Dabei spielt es keine Rolle, ob diese Geschehnisse wirklich bedrohlich waren oder nicht. Es genügt, dass du sie so empfunden hast.

Wenn du also einfach vor dich hindenkst, dann machen sich die negativen Gedanken in deinem Inneren wichtig. Wenn hingegen dein Innerer Erwachsener in seinem Zuhause ist, dann verscheucht er sie und hält Rat mit den strahlenden, klugen und friedlichen Gedankenwesen. Diese entstehen in einem anderen Gehirnteil, der dir nur dann zugänglich ist, wenn du nicht im Überlebensmodus bist. Dazu solltest du wissen, dass, wenn du im Überlebens-Ich bist, das Gehirn automatisch bestimmte bewusste Gehirnbereiche abkoppelt. Sie würden stören, denn im Überlebensmodus musst du in der Lage sein, instinktiv zu handeln, statt lange nachzudenken und abzuwägen. Außerdem brauchst du viel Energie, falls du flüchten oder dich wehren musst. Deshalb werden bestimmte Gehirnareale mit weniger Energie versorgt und sind dir nicht mehr zugänglich. Du kennst sie also vielleicht noch gar nicht und weißt nicht, wie klug du in Wahrheit bist, wie friedlich und bewusst du denken kannst und wie gut du in der Lage bist, auch komplexe Zusammenhänge zu verstehen.

Wir rufen in der folgenden inneren Reise deinen Inneren Erwachsenen in sein Zuhause. Das ist besonders wichtig, wenn du es gewohnt bist, zu denken, statt zu fühlen, und zu planen, statt zu handeln. Der Innere Erwachsene, der für gereiftes, bewusstes Denken steht, stört in anderen inneren Bereichen eher, als dass er nützlich ist. Ist er aber zu Hause, dann bist du in der Lage, die volle Verantwortung für deine klugen, bewusst getroffenen Entscheidungen zu übernehmen – und damit bist du frei.

Erinnerst du dich an den Adler in der Landschaft deines Inneren Erwachsenen? Wenn er nur einmal mit den Flügeln schlägt, dann flüchten die kleinen Gedankenwesen, die dir Angst machen und dich herunterziehen. Doch damit er mit den Flügeln schlagen und sie vertreiben kann, braucht er die Anweisung des Hüters dieses Ortes, des Inneren Erwachsenen. Deshalb holen wir ihn jetzt nach Hause. Er wird gebraucht.

INNERE REISE:

Deinen Inneren Erwachsenen nach Hause holen

Es gibt jetzt nichts mehr für dich zu tun, du brauchst niemandem zu gefallen und es niemandem recht zu machen. Du darfst dich entspannen und dich deiner Innenwelt zuwenden.
Stelle dir ein Tor vor, das dich in deine Innenwelt führt. Du gehst hindurch und befindest dich auf dem Weg, der dich immer genau dahin bringt, wohin du möchtest oder wo du gebraucht wirst. Bleibe auf diesem Weg stehen. Denke daran, dass es einen wichtigen Bereich in deinem Inneren gibt, der leer steht. Du weißt, dass dort der Innere Erwachsene wohnt, der Teil von dir, der in der Lage ist, ganz klar zu denken, Ent-

scheidungen zu treffen und Verantwortung zu übernehmen. Er kann komplexe geistige Zusammenhänge verstehen und hat ein sehr hohes Bewusstsein. Du spürst, dass du diesen Inneren Erwachsenen brauchst, damit du dein Leben selbstbestimmt gestalten kannst. Rufe nun: »Mein Innerer Erwachsener, komme zu mir, damit ich dich nach Hause bringen kann.«

Auf einmal erscheint eine Gestalt, vielleicht nur schemenhaft oder sehr deutlich. Erlaube dem Inneren Erwachsenen, sich dir so zu zeigen, wie es passt. Es kann sein, dass er dir sehr ernst vorkommt, das darf er sein. Bitte jetzt deinen magischen Weg, euch in den Bereich des Inneren Erwachsenen zu führen. Der Weg blinkt auf, und du weißt, dass er euch an genau die richtige Stelle führt. Ihr geht den Weg zusammen entlang, und du bemerkst das klare Licht, das du schon kennengelernt hast. Die Landschaft fühlt sich sehr weit und frei an, und jetzt siehst du das Hochplateau, von dem aus der Innere Erwachsene den Überblick über deine gesamte innere Landschaft hat. Der Weg führt sanft bergauf, und ihr gelangt auf das Hochplateau. Hier ist alles vorbereitet, sodass dein Innerer Erwachsener sich auf genau die richtige Weise wohlfühlt. Das Licht ist wunderbar klar, und du spürst, wie dein Kopf immer freier wird.

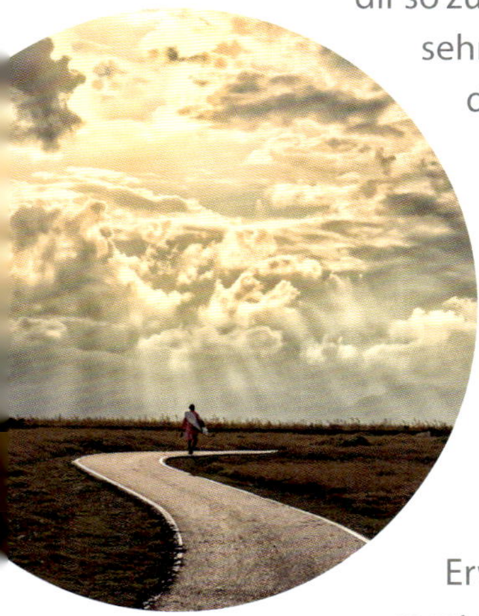

Auf einmal hörst du kräftige Flügelschläge. Der Innere Erwachsene streckt seinen Arm aus, und der Adler landet darauf. Du atmest auf, denn du spürst, dass jetzt wieder das in dir zusammen ist, was zusammengehört. Die beiden bilden eine Einheit. Der Erwachsene flüstert dem Adler etwas zu, es ist das Wort »Klarheit«. Auf der Stelle fliegt der Adler los und

vertreibt alle trüben und angsterfüllten Gedankenwesen. Das Licht wird noch klarer.
Auf dem Hochplateau gibt es eine Lichtsäule, die diesen Bereich mit den geistigen Welten verbindet. Hier hat dein Innerer Erwachsener Zugang zu höheren Bewusstseinsebenen und zu allem, was je gedacht wurde. Dein Innerer Erwachsener stellt sich in die Lichtsäule, und du siehst, wie Nebel von ihm aufsteigt. Auch er war sehr belastet und hat sich mit vielem beschäftigt, was gar nicht zu dir gehört. Der Innere Erwachsene wird immer heller und lichter, fast kristallin. Du spürst, dass du immer klarer denken kannst, dass du hier, in diesem Bereich, in der Lage bist, Zusammenhänge zu erkennen, die dir bislang verschlossen blieben. Du spürst die Lust, selbst zu denken, statt die Gedanken anderer zu übernehmen, und die Freude daran, eigene, freie und unabhängige Entscheidungen zu treffen. Der Erwachsene reinigt sich in der Lichtsäule, der Adler fliegt um ihn herum und hilft ihm dabei, die Nebelschwaden und alles, was nicht zu ihm gehört, loszuwerden. Das geht ganz einfach. Jetzt, wo er in seinem Zuhause ist, findet er in seine Klarheit zurück.
Beruhigt gehst du den Weg zurück. Du weißt, dass jetzt in diesem Bereich deiner inneren Landschaft alles in Ordnung ist. Du gehst durch das Tor und kommst zurück in deine Außenwelt. Ab sofort hast du einen großartigen geistigen Verbündeten, der dir immer mit seiner Klarheit, seinem Bewusstsein und seinem Scharfsinn hilft, wenn du angstvolle Gedanken hegst.

Für deinen Inneren Erwachsenen ist es sehr hilfreich, wenn du von nun an bewusst entscheidest, dir deine Informationsquellen sorgfältig auszusuchen. Dir ist sicher bekannt, dass du in den sozialen Medien und im Internet immer die Informationen angezeigt bekommst, die zu dem passen, was du dir beim letzten Einloggen angeschaut hast. Das Internet zeigt dir durch die Algorithmen keine umfassende Berichterstattung, sondern formt deine eigene, individuelle Welt. Falle nicht auf Clickbaits (Klickköder) herein. Lasse dir weder von Berichten noch von anderen Menschen Angst machen. Beende Gespräche, die deine Angst schüren. Lasse dich nicht mehr auf das Jammern und Klagen anderer ein. Denke immer daran: Deine Amygdala, das Angstzentrum, hört mit und glaubt, was es fühlt. Stelle dir noch einmal die Horde der negativen Gedankenwesen vor. Auch die Gedankenwesen anderer Menschen fallen ungehindert über deine innere Landschaft her, wenn du es ihnen erlaubst. Informiere dich also seriös und nicht bei Anbietern, die deine Aufmerksamkeit erhaschen wollen. Sie arbeiten immer mit Angst und Sensationsgier.

Befasse dich mit Menschen, deren Gedankenwesen große, friedfertige und liebevolle Gedanken hervorbringen. Wenn du niemanden persönlich kennst: Das Internet ist voll von klugen Menschen. Suche nach den großen Dichtern und Denkern, und befasse dich mit deren Werken. Nicht nur Angst ist ansteckend, Klugheit und Sanftmut sind es auch. Lies Rilke, Hermann Hesse, Goethe, Schiller und alle, deren geniale Gedankenwesen mit Weisheit und Spiritualität gesegnet waren. Dein Innerer Erwachsener wird aufatmen und immer lichtvoller und klarer werden.

Jetzt nutzen wir deine neue Klarheit und schauen uns deine negativen Überzeugungen an. Angst zieht Angst an. Wenn du also aus dem Überlebens-Ich heraus angsterfüllte Gedanken zu denken gelernt hast, dann kennst du vielleicht gar nichts anderes mehr.

Hast du noch deine Notizen aus der Übung »Deine negativen Grundüberzeugungen erkennen« (S. 33)? Die brauchst du jetzt. Hast du sie nicht mehr, dann schreibe jetzt die negativen Grundüberzeugungen über dich und das Leben auf, die dir gerade einfallen. Keine Sorge, sie manifestieren sich dadurch nicht noch mehr, als sie es bislang sowieso schon tun. Schauen wir uns diese Grundüberzeugungen einmal im Licht der Klarheit an. Lies dir die folgende Übung und das darauf folgende Beispiel erst durch. Das Beispiel soll dir zeigen, wie sich die Übung auswirken kann.

ÜBUNG: Deine Grundüberzeugungen klären

Stelle zwei Stühle einander gegenüber. Der eine Stuhl gehört dir, der andere deinem Inneren Erwachsenen. Nimm deine Notizen und etwas zum Schreiben zur Hand. Lies dir das Geschriebene durch, und überprüfe, ob deine negativen Grundüberzeugungen noch stimmen. Möglicherweise sind dir noch andere bewusst geworden, oder du kannst einige streichen. Welche beeinflusst dein Leben zurzeit am meisten?

Setze dich auf deinen Stuhl. Schaue dir deine negativen Überzeugungen ein letztes Mal an. Wenn du willst, dann lies sie laut vor, und fühle, was sie in dir auslösen. Spüre die Traurigkeit, die Angst, die Hoffnungslosigkeit. Wie gesagt, ist all das bereit aktiv und in deinem Leben wirksam. Es kann nicht mehr Schaden anrichten, als es bislang schon getan hat. Spürst du, wie schwer diese Überzeugungen wiegen, wenn du dir einmal erlaubst, sie zu fühlen? Wechsle dann den Platz.

Jetzt sitzt du auf dem Platz der Klarheit des Inneren Erwachsenen. Hier kannst du die Dinge sehen, wie sie wirklich sind. Lies dir nun erneut deine Überzeugungen durch. Im Licht der Klarheit sehen sie ganz anders aus. Was steckt wirklich dahinter, was davon stimmt und was stimmt auf gar keinen Fall? Es kann sein, dass du hier auf einmal ganz neue Erkenntnisse bekommst. Möglicherweise steckt hinter deiner Überzeugung in Wahrheit ein ganz anderes Thema. Auf diesem Platz kannst du es erkennen. Du kannst auch erkennen, wenn es einen Anteil in dir gibt, der aktiv Nein zu dem sagt, was du dir vordergründig wünschst.

Wechsle nun wieder den Platz. Du weißt jetzt, was hinter deiner Grundüberzeugung steckt, worum es wirklich geht und was nur vorgeschoben ist. Wenn du willst, dann stelle dir vor, dass jetzt der Anteil erscheint, der für deine Schwierigkeiten verantwortlich ist, weil er zum Beispiel Nein sagt. Er darf jetzt auf dem Stuhl dir gegenüber Platz nehmen. Frage ihn: »Was brauchst du?« Wechsle dann noch einmal den Platz.

Du sitzt jetzt auf dem Platz des Anteils, der sich gezeigt hat. Nimm wahr, was er braucht, und nimm es ernst. Glaube diesem Anteil. Er hat das gleiche Mitspracherecht wie alle anderen Anteile in dir.

Setze dich jetzt wieder auf deinen ursprünglichen Platz und werde bereit, dem Anteil zu geben, was er braucht. Beende dann die Übung.

Ein Beispiel dazu: Eine Klientin wünschte sich eine erfüllte Sexualität. Sie glaubte jedoch nicht daran, dass sie jemals einen Partner finden würde, und das beunruhigte sie sehr. Ihre Grundüberzeugung lautete: »Ich werde niemals den richtigen Partner finden, mit dem ich glücklich und erfüllt sein kann«, und das machte sie sehr traurig. Der Innere Erwachsene erkannte sofort, dass es in Wahrheit um ein inneres Nein ging. Es gab einen Anteil in ihr, der sich überhaupt nicht die Mühe machen wollte, sich auf jemanden einzulassen. Dieser Anteil hatte einfach keine Lust mehr, etwas tun zu müssen, was er nicht wollte, enttäuscht zu werden und sexuell ständig unerfüllt zu bleiben. Die Klientin befürchtete, dass sie in der Beziehung vor allem in sexueller Hinsicht sowieso nicht sagen konnte, was sie wollte, und Kompromisse machen müsste. Sie würde weiterhin im Mangel bleiben, glaubte sie, und so lohnte sich der Aufwand nicht. Dieser Anteil wollte schlicht keinen Partner. Als ihr das klar wurde, verlor die Grundüberzeugung, dass es niemanden für sie gab, ihre Gültigkeit, denn sie konnte gar nicht wissen, ob es jemanden für sie gab oder nicht, solange dieser innere Anteil alles blockierte. Mit diesem Bewusstsein konnte sich die Klientin mit dem auseinandersetzen, was sie wirklich wollte. Damit war sie wieder in ihrer Kraft und hatte die Herrschaft über ihr Leben zurückgewonnen.

Als sie sich mit dem Anteil verband, der keine Beziehung führen wollte, weil er vor allem sexuell nicht mehr enttäuscht werden wollte, sagte dieser: »Mir genügt es, wenn ich gesehen werde. Ich kann aufhören, eine erfüllte Begegnung zu verhindern, wenn du anerkennst, dass es mich auch gibt.« Aus dem Nein musste also kein Ja werden, es durfte einfach stehen bleiben. Meine Klientin bat den inneren Anteil, der Nein sagte, eine Zeit lang in den Hintergrund zu treten, weil sie gern neue Erfahrungen machen wollte. Weil sie ihn gehört hatte und ihn ernst nahm, war er bereit dazu. Hätte sie ihn weiterhin ignoriert oder ihn beschwichtigt, wäre er nur noch stärker geworden.

Dein Innerer Erwachsener ist der nüchterne, bewusste Beobachter, der dir in jeder Situation eine übergeordnete Sicht der Dinge anbietet. Er denkt niemals angstvolle Gedanken. Wenn du in einer bestimmten Angelegenheit wirklich wachsam sein solltest, dann sagt er dir das klar und deutlich, so, wie dir ein Arzt eine Diagnose mitteilt, damit du handeln kannst. Du spürst in diesem Fall eine gewisse Dringlichkeit, und dein Innerer Erwachsener versucht, dich über äußere Zeichen und klare, laute Gedanken zu erreichen. Entscheide, ihm zuzuhören, auch wenn dir das, was er dir zu sagen hat, nicht immer gefällt. Klarheit ist deine Grundlage für vernünftige und kluge Entscheidungen. Spätestens jetzt erkennst du, wie überaus wichtig es ist, dass dein Inneres Kind in seinem Zuhause spielt, richtig? Es wäre mit der unbestechlichen Klarheit des Inneren Erwachsenen völlig überfordert.

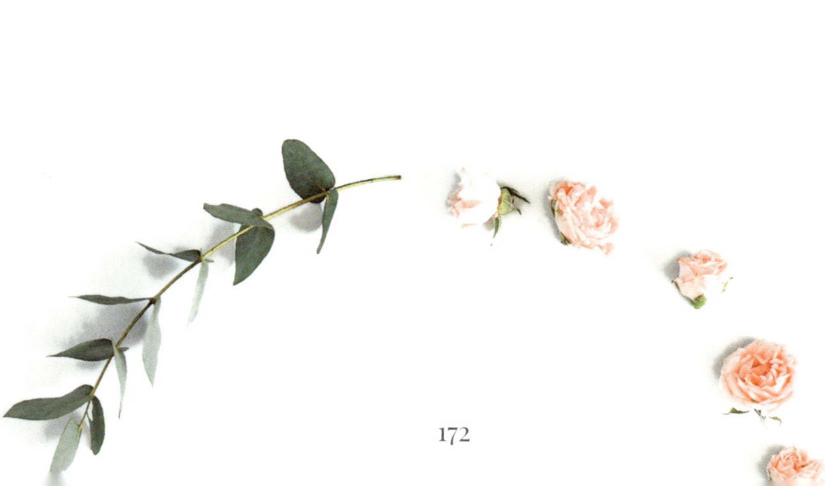

Wenn dein Innerer Erwachsener in dir zu Hause ist, bist du in der Lage, die Verantwortung für deine klugen, bewusst getroffenen Entscheidungen zu übernehmen – und damit BIST DU FREI.

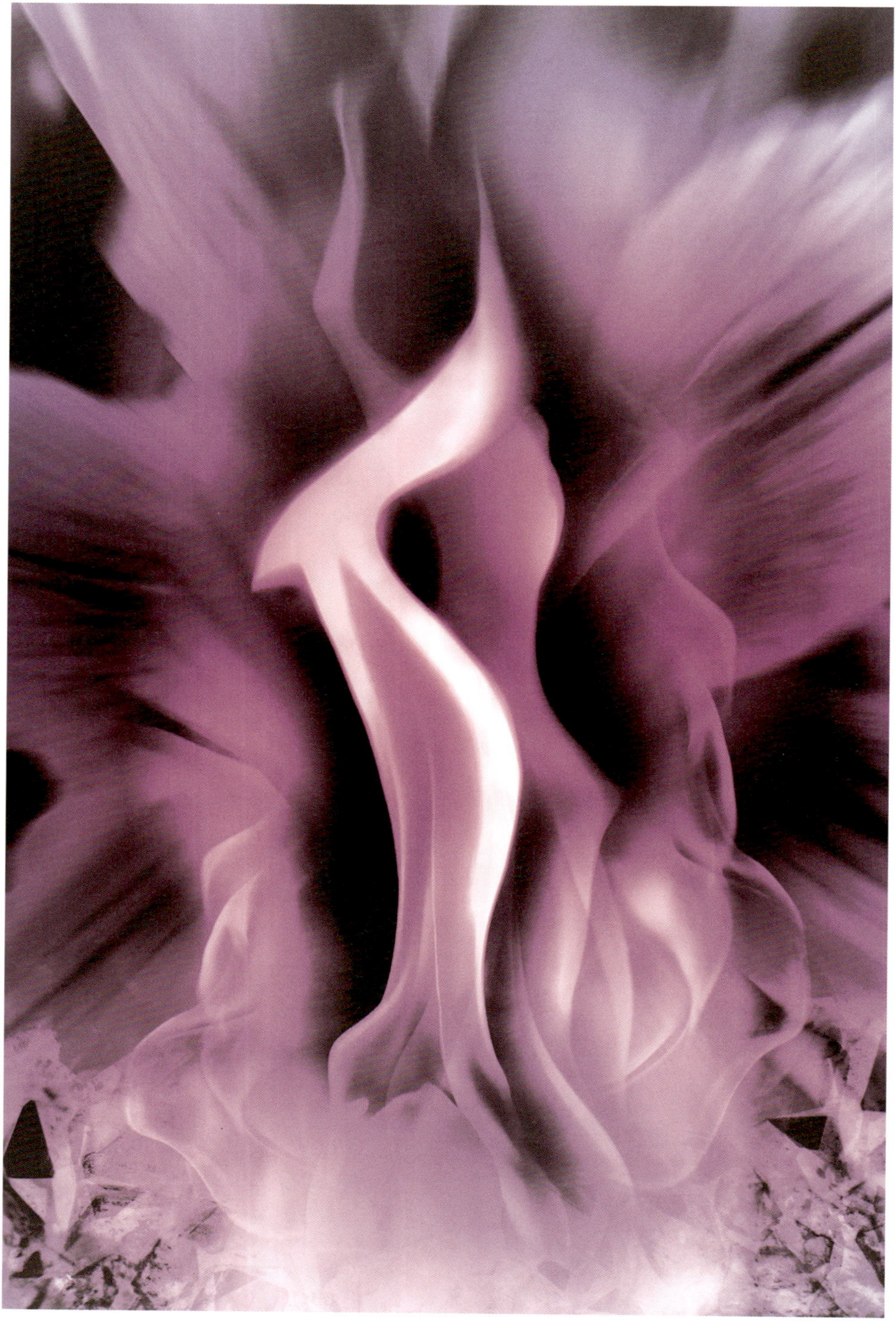

Die Angst aus allen inneren Bereichen ENTFERNEN

Die Wege von den verschiedenen inneren Landschaftsbereichen zur Mitte sind jetzt gebahnt, und wir können sie nutzen.

Stelle dir einmal Folgendes vor: In deiner inneren Landschaft gibt es, wie du weißt, eine Lichtsäule im Zentrum. Wie wäre es, wenn du im Zentrum zusätzlich eine sehr starke violette Flamme entfachen könntest, die alles, was nicht in diese Landschaft gehört, anziehen und transformieren könnte? Das tut die Flamme allerdings nur, wenn du es erlaubst, denn du hast einen freien Willen. Freier Wille heißt, du darfst dich auch mit etwas beschäftigen, was dir nicht guttut.

Damit diese ultrastarke Flamme der Transformation wirken kann, musst du also die Verantwortung dafür übernehmen, es dir ab sofort gut gehen zu lassen. Nun kann es sein, dass es in dir innere Stimmen gibt, die dir zum Beispiel sagen: »Das hast du nicht verdient. Solange es anderen schlecht geht, darf es dir auch nicht gut gehen. Du bist nicht gut genug dafür, dass es dir gut geht.« Es wird sicher genügend Gründe dafür geben, warum du die violette Flamme nicht entfachen solltest. Doch wie wäre es, wenn du gar nicht mehr mit diesen inneren Stimmen diskutieren, sondern sie einfach reden lassen würdest?

Es kann schon sein, dass du es nicht verdient hast, dass es dir gut geht. Und weiter? Wer hat das schon verdient? Was muss man überhaupt tun, um sich Glück zu verdienen? Die Glaubenssätze, die Überzeugungen also, die dir das Glück verweigern, sind, wenn man einmal darüber nachdenkt, nicht haltbar. Sie haben einfach nicht recht. Glück kannst und musst du dir nicht verdienen, du brauchst dich nur dafür zu entscheiden. Deshalb darfst du jetzt, einfach so, die Entscheidung treffen, dass die Vergangenheit, egal, was passiert ist, von nun an wirklich vergangen sein darf.

Wenn es etwas wiedergutzumachen gibt, weil du tatsächlich jemandem geschadet hast, dann wird es nicht dadurch wieder gut, dass es dir schlecht geht. Bringe es in Ordnung, wenn das möglich ist, und sei es, dass du um Vergebung bittest. Du kannst das. Ob der andere dir vergibt oder nicht, spielt keine Rolle. Deine Reue und die Bitte um Verzeihung bringen alles in Ordnung.

Wenn dir jemand Unrecht zugefügt hat, dann wird es nicht getilgt oder gerächt, indem du dir selbst weiterhin Unrecht zufügst und dir dein Glück verweigerst. Es kann sein, dass du meinst, du bestrafst den anderen mit deinem Unglück, doch letztlich ist das, das weißt du selbst, einfach Quatsch. Der andere wird sein Handeln nicht bereuen, nur weil es dir schlecht geht. Ebenso wird sein Unrecht dir gegenüber nicht relativiert oder gerechtfertigt, wenn es dir gut geht. Ja, es war so schlimm, wie du es erlebst hast. Und ja, jetzt darf es dir gut gehen.

Spinne Stroh zu Gold, indem du bereit wirst, in Frieden mit dem zu kommen, was geschehen ist, und erlaube, dass dein Unglück und deine Angst durch die folgende innere Reise aus dir herausgezogen werden. Triff also eine Entscheidung, und lasse uns gemeinsam das ultrastarke violette Feuer entfachen, das alles aus deiner inneren Landschaft herauszieht, was dich unglücklich macht.

Vielleicht fragst du dich jetzt, was ist, wenn es ein Mensch ist, der dich unglücklich macht. Wird der dann auch herausgezogen, und was passiert mit ihm? Wie wäre es, wenn die violette Flamme alles mit dem unendlich heilenden Licht der Liebe berühren würde? Alles, was aus deiner inneren Landschaft herausgezogen wird, strömt also in das Licht der Liebe und wird dort geheilt, transformiert, oder es geschieht das, was richtig ist. Du musst dich nicht darum kümmern, es geschieht von allein.

Wollen wir? Also los.

INNERE REISE:

Die reinigende violette Flamme entfachen

Es gibt nichts mehr für dich zu tun, du darfst dich entspannen. Triff jetzt ganz bewusst die Entscheidung, es dir von nun an gut gehen zu lassen und von nun an angstfrei zu leben. Triff auch die Entscheidung, alles, was dich daran hindert, glücklich und innerlich frei zu sein, aus deinem Leben zu entfernen, selbst dann, wenn du nicht genau weißt, was das alles sein wird.

Mit dieser Entscheidung gehst du jetzt durch ein Tor und befindest dich in deiner inneren Landschaft. Du stehst mitten auf deinem Weg, und du entscheidest, dass dich dieser Weg ins Zentrum führen soll. Wie du es kennst, blinkt er auf, als Zeichen dafür, dass er verstanden hat. Du gehst den Weg entlang und kommst zum Zentrum. Du siehst die riesige Lichtsäule und die Lichterkette.

Jetzt bist du im Zentrum angekommen. Du betrittst die Lichtsäule und spürst augenblicklich, wie dich ihre immense Kraft durchströmt. Auf einmal bemerkst du in dieser Lichtsäule eine sehr kleine violette Flamme. Sie war schon immer da, doch du hattest sie bis jetzt nicht bemerkt. Diese Flamme wartet nur darauf, groß zu werden und alles aus deiner inneren Landschaft zu saugen, was dich unruhig macht und dich daran hindert, glücklich und frei von Angst zu sein.

Du überlegst, wie du diese violette Flamme stärken könntest, und auf einmal weißt du es: durch ein Zauberwort, ein Machtwort, und es lautet »Freiheit«. Du sprichst oder denkst dein Machtwort, und auf einmal wird die violette Flamme riesig groß und stark. Du weißt, dass sie nur zu sich zieht, was nicht in deine innere Landschaft gehört, deshalb fühlst du dich vollkommen sicher, obwohl du direkt neben ihr stehst. Sage oder denke jetzt: »Wirke.« Kaum hast du das getan, siehst du, wie von überallher dunkler Staub, Rauch, vielleicht sogar das sprichwörtliche Stroh, möglicherweise Papiere, die aussehen wie alte Verträge, und alles, was dich bindet, alles, was nicht mehr zu dir gehört, in diese violette Flamme gezogen wird. Du stehst direkt neben der Flamme, spürst ihre Kraft und bist dabei vollkommen in Sicherheit. Wenn du willst, kannst du dir anschauen, was sie zu sich zieht, doch auch, wenn du einfach nur »Wirke« sagst oder denkst, geschieht, was jetzt für dich richtig ist. Das, was zählt, ist deine bedingungslose Bereitschaft, alles loszulassen, was dich nicht glücklich macht, sogar oder erst recht dann, wenn du gern daran festhalten würdest.

Die violette Flamme weiß, wann sie wieder klein werden darf, nämlich dann, wenn sie alles aus deiner inneren Landschaft gesaugt hat, was dir nicht guttut. Du kannst diese violette Flamme so oft nutzen, wie du willst. Sie wird immer herausziehen, was sich in deinem Inneren angesammelt hat, was dir Angst macht und was dir nicht guttut. Aus all deinen inneren Bereichen zieht sie das heraus, was nicht mehr hilfreich ist:

Aus dem Bereich der Inneren Frau zieht sie die Pflanzen, die nicht zu dir gehören. Aus dem Bereich des Inneren Erwachsenen zieht sie all die Gedanken, die dir Angst machen. Aus dem Reich des Inneren Mannes zieht sie das Brennholz, das nicht sein eigenes ist. Aus dem Bereich des Inneren Kindes zieht sie alles, was das Kind für andere trägt. Du kannst dich auf diese violette Flamme verlassen, das spürst du. Von nun an kannst du immer dann, wenn du vor irgendetwas Angst hast, an die violette Flamme denken, und sie zieht es aus deiner inneren Landschaft und damit aus deinem Denken, Fühlen, Handeln und aus deinem Körper heraus.

Deine innere Landschaft ist jetzt insgesamt viel heller und lichter, du fühlst dich befreit und entspannt. In Frieden mit dir und deiner inneren Welt gehst du den Weg zurück zu dem Tor und kommst jetzt beruhigt und innerlich klar zurück in die Außenwelt.

Jetzt, wo die Angst aus deinem System entfernt worden ist und die Mitglieder deines inneren Teams in ihrem jeweiligen Zuhause angekommen sind und wirken, können wir das Überlebens-Ich in seinen wohlverdienten Feierabend schicken. Wenn es wirklich gebraucht werden sollte, wird es von selbst parat stehen. Weil deine innere Landschaft nun belebt ist und die Kräfte dir die versprochenen Goldfäden schicken, kannst du das goldene Netz der Sicherheit in dir vollenden.

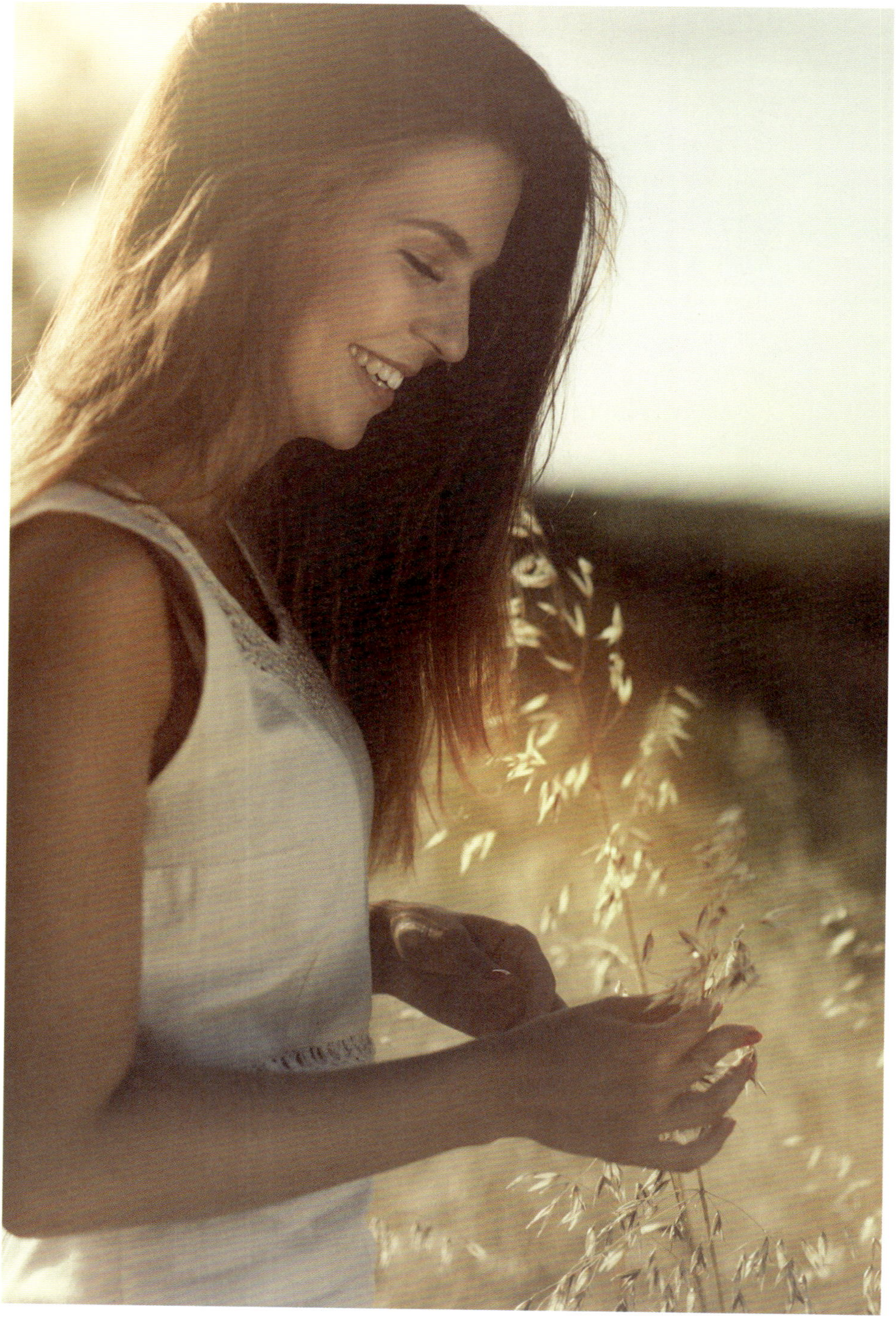

Dein WAHRES SELBST knüpft das goldene Netz deiner Sicherheit und Freiheit

Zu Beginn des Buches sprachen wir darüber, dass der Hauptgrund für Angst der Kontrollverlust ist. Du hast jetzt deine Kräfte kennengelernt und deine innere Landschaft belebt. Sobald die Kräfte in ihrem Zuhause sind, beginnen sie, zu wirken und dich auf das aufmerksam zu machen, was dich wirklich bewegt und erfüllt. Das gibt dir die Gelegenheit, dich auf das zu konzentrieren, was für dich selbst wesentlich ist. Die Entscheidung, für dich selbst einzutreten, statt dich für die Belange anderer aufzuopfern, musst du selbst treffen.

Eines noch zum Aufopfern: Das darfst du tun, wenn du spürst, dass es das ist, wozu du auf dieser Erde bist. Dann gib dich den Bedürfnissen anderer, seien es Tiere, andere Menschen, sei es die Natur oder was auch immer dich ruft, vollständig hin. Doch tue es bewusst und weil du spürst: Du kannst nicht anders. Alles, was ich mit diesem Buch erreichen will, ist, dir deine Freiheit aufzuzeigen und es dir zu ermöglichen, sie zu nutzen. Diese Freiheit besteht darin, du selbst zu sein. Sich innerlich frei zu fühlen, ist das Gegenteil von Angst. Freiheit macht weit, Angst macht eng.

Damit du deine Freiheit, du selbst zu sein, nutzen kannst, musst du, auch das haben wir verstanden, in deinem Leben anwesend sein und das Sagen haben. Damit du das kannst, knüpfen wir jetzt das goldene Netz, das dir Sicherheit und damit deine Freiheit schenkt. Dazu nutzen wir eine innere Reise.

INNERE REISE:
Dein goldenes Netz

Es gibt jetzt nichts mehr für dich zu tun. Du brauchst niemandem zu gefallen und es niemandem recht zu machen. Du bist hier nur für dich und für deine innere Freiheit. Vor deinem inneren Auge entsteht ein Tor. Du gehst hindurch und stehst jetzt auf dem magischen Weg in deiner inneren Landschaft, den du schon so oft entlanggegangen bist. In einiger Entfernung siehst du die riesige Lichtsäule deines Zentrums schimmern und strahlen. Der Weg führt dich genau auf diese Lichtsäule zu. Du freust dich darauf, endlich die Herrschaft über dein Leben zu übernehmen. Du weißt, deine inneren Kräfte sind in ihrem Zuhause, alles in deiner inneren Landschaft ist in bester Ordnung.

Du gehst den Weg entlang und stehst jetzt vor der Lichtsäule, die dich mit deinem Wahren Selbst verbindet. Es ist ganz selbstverständlich für dich, dass du sie betrittst. Jetzt stehst du in der Lichtsäule. Du spürst die Kraft der Lichterkette, deine Energiezentren, die aus den höchsten Bewusstseinsebenen bis hinunter ins Herz der Erde reichen und dich mit all deinen vielen verschiedenen Facetten verbinden.

Vom Zentrum aus kannst du dich in deiner Landschaft umschauen. Du spürst, dass von allen Seiten positive Kräfte zu dir strömen. Es ist das Gold, das in deinen inneren Bereichen entsteht, indem deine Kräfte für dich da sind. Du siehst lichtvolle Goldfäden, die über der ganzen Landschaft liegen. Diese lichtvollen goldenen Fäden sind auf wundersame Weise mit den Lichtern deiner Lichterkette verbunden und bilden ein schimmerndes Netz. Es ist kunstvoll verschlungen, filigran und gleichzeitig vollkommen stabil, ein wunderschönes, einzigartiges Muster, das aus dem Zusammenspiel deiner Kräfte entstanden ist. Das Netz ist in deiner Mitte fest und stabil verankert, du kannst dich darauf verlassen. Von allen Seiten her strömen die positiven Energien zu dir: Selbstliebe, Selbstwirksamkeit, Selbstvertrauen, Selbstachtung und Selbstfürsorge. Gleichzeitig strömt von der Mitte das machtvolle Licht deines Bewusstseins in alle Bereiche deiner inneren Landschaft.
Jetzt dehnt sich die Mitte immer weiter aus. Sie wird immer größer, umfasst alle inneren Bereiche, bis du wahrnimmst: Du bist eins mit allem, all das bist du. Du spürst dieses wunderbare goldene Netz, dein wunderschönes, filigranes Kunstwerk. Du weißt, du kannst dich vollkommen darauf verlassen, dass du immer von deinen inneren Kräften sicher getragen wirst. Dieses goldene Netz verbindet alles mit allem in dir auf bestmögliche Weise, sodass deine Kraft ungehindert in all deinen Lebensbereichen fließen kann. Es ist einzigartig und schimmert so strahlend, dass du weißt, du bist jederzeit in dir in Sicherheit.
In diesem Wissen kommst du mit deiner Aufmerksamkeit zurück in die Außenwelt. Du weißt jetzt, du bist in dir selbst in Sicherheit, du bist zu deiner eigenen Komfortzone geworden. Von hier aus kannst du in die Welt gehen und das tun, wozu du auf der Erde bist.

Dein goldenes inneres Netz symbolisiert die ideale Verknüpfung deiner verschiedenen Fähigkeiten und Kräfte mit deinem Bewusstsein. Du weißt jetzt, was du kannst, wer du bist, was du willst, wie gut du für dich sorgen kannst. Du kennst deine Grenzen und weißt, wie du sie respektieren kannst. Du gehst liebevoll und achtsam mit deinem Inneren Kind um. Du forderst deinen Inneren Mann dazu auf, mutig in die Welt zu gehen und das umzusetzen, was du willst. Du weißt deinen inneren Reichtum zu schätzen und sorgst dafür, dass deine Innere Frau ihre nährende Kraft für das einsetzt, was du in deinem Leben haben willst. Du kannst klar und bewusst denken und bist in der Lage, dich selbst durch eine höhere Sicht der Dinge positiv und zuversichtlich zu stimmen. Du bist in dir zu Hause und in der Lage, Schwieriges in Machbares zu verwandeln. Damit bist du bestens gegen Angst gewappnet, du hast schlicht keinen Grund mehr dafür, und dein Inneres weiß das.

Und was machen wir mit dem Überlebens-Ich? Es wohnt weiterhin in dir, doch wenn es nicht gebraucht wird, dann darf es ruhen. Du kannst es dir wie eine Katze vorstellen, die sich am Feuer zusammenrollt, vielleicht hast du auch ein anderes Bild. Wenn du willst und Bedarf danach hast, dann nutze diese letzte Übung, um dem Überlebens-Ich endgültig die Bürde der Kontrolle abzunehmen.

ÜBUNG: Das Wahre Selbst übernimmt das Ruder

Nimm dir einen Apfel als Symbol für den Reichsapfel, das Symbol der Herrschaft über dein Leben.

Stelle zwei Stühle einander gegenüber. Der eine ist für dein Überlebens-Ich, der andere für dein Wahres Selbst, also für dich in deiner Kraft. Lege den Apfel zunächst auf den Platz des Überlebens-Ichs.

Setze dich auf den Platz deines Wahren Selbst, also auf deinen eigenen. Spüre deine Energie und die Lust, dein Leben zu meistern. Schaue zum Überlebens-Ich, und sage: »Ich bin jetzt da. Ich übernehme die volle Verantwortung für mein Leben. Du darfst dich ausruhen. Ich danke dir.«

Wechsle den Platz, und fühle noch einmal dein Überlebens-Ich. Nimm den Apfel in die Hand. Spüre, wie müde das Überlebens-Ich ist. Es hat lange genug versucht, alles zu kontrollieren, damit du dich sicher fühlen kannst. Bist du bereit, den Reichsapfel abzugeben? Vertraust du dem Wahren Selbst, das dir gegenübersitzt?

Wechsle den Platz, aber lasse den Apfel noch auf dem Platz des Überlebens-Ichs liegen. Greife erst auf dem Platz des Wahren Selbst nach drüben, und nimm den Apfel an dich. Du, das Wahre Selbst, hältst jetzt deinen Reichsapfel in der Hand. Verpflichte dich noch einmal, von nun an für dich selbst da zu sein und darauf zu achten, dass du dir selbst Genüge tust, auf dich aufpasst, deinen Weg gehst und deine eigenen Grenzen wahrst.

Lasse den Apfel auf dem Platz des Wahren Selbst liegen, und setze dich noch einmal auf den Platz des Überlebens-Ichs, um nachzufühlen, ob es die Kontrolle wirklich abgegeben hat. Wenn du hier sehr müde wirst, ist alles gut. Dein Überlebens-Ich hat allen Grund, müde zu sein. Gönne ihm Ruhe. Wenn es noch immer wachsam ist, dann entscheide dich dafür, deinem Gegenüber, dem Wahren Selbst, auch die letzten Reste der Verantwortung für dein Leben in die Hände zu legen.

Beende die Übung, indem du dich wieder auf den Platz des Wahren Selbst setzt und den Apfel in die Hand nimmst. Es kann sein, dass du diese Übung immer wieder machen musst. Auch das will geübt werden.

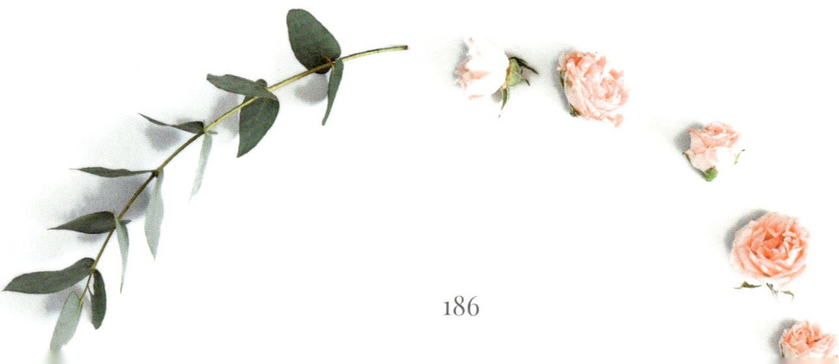

Nachwort

Immer wenn du das Gefühl hast, dass du dich verirrst, ängstlich wirst, zu viel auf andere hörst oder deine eigenen Grenzen nicht wahrst, dann begib dich ganz bewusst zurück in die Mitte deiner inneren Landschaft. Du hast jetzt alles, was du brauchst, um ein Leben in innerer Freiheit und voller Selbstvertrauen zu führen. Bleibe dran. Mache die Übungen so oft wie nötig. Die alten Muster sitzen tief, und es braucht Zeit, bis dein goldenes Netz eine innere Selbstverständlichkeit geworden ist. Nimm dir Zeit für dich, tue, was dir guttut, und nimm ernst, was du tun willst. Praktiziere eine Meditationstechnik, die dir hilft, zu dir selbst zurückzukommen, und bitte im Zweifelsfall Rumpelstilzchen um Hilfe. Die guten Kräfte sind auf deiner Seite und immer für dich da.
So sei es.

In Liebe und bedingungsloser Verbundenheit
Susanne

Über die Autorin

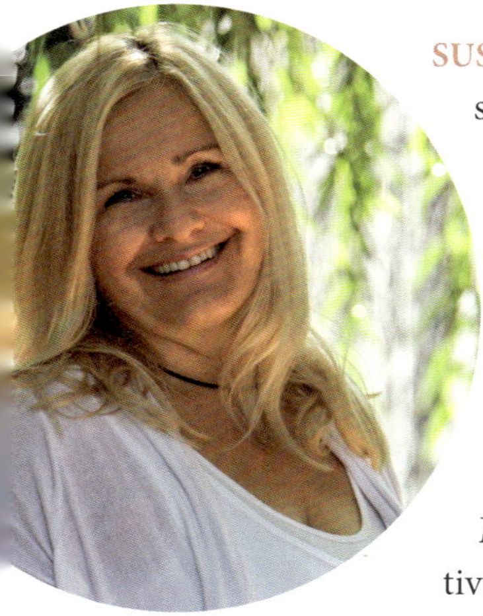

SUSANNE HÜHN ist staatlich anerkannte Physiotherapeutin, Seminarleiterin und Autorin. Ihr Schwerpunkt ist das Lehren emotionaler Intelligenz und innerer Freiheit mithilfe einer liebevollen, beschützenden Beziehung des Inneren Erwachsenen mit dem Inneren Kind. Sie lehrt ihre Leser und Seminarteilnehmer, wie man zum wahrhaft liebenden, freien und selbstbestimmten Menschen wird. Bewusst angewandtes, aktives Selbstmitgefühl bildet das wichtigste Element ihrer Methode, über die sie zahlreiche Bücher und Meditationen verfasst hat. Viele Kliniken arbeiten mit ihren Büchern und empfehlen sie ihren Patienten weiter.

www.susannehuehn.de

Danke für deine REZENSION

– Gemeinsam sind wir mehr –

Liebe Leserin, lieber Leser,
von Herzen danken wir dir, dass du dieses Buch in den Händen hältst und es bis zum Ende gelesen hast. Das bedeutet uns, dem Schirner Verlag und seinen Autoren, sehr viel. Aus voller Überzeugung und mit Hingabe widmen wir uns seit vielen Jahren Themen, die unser aller Lebensqualität und Bewusstwerdung dienlich sind, und hoffen, einen Beitrag für eine lichtvollere Welt leisten zu können. Wenn dir unsere Arbeit gefällt, möchten wir dich bitten, dir einige Minuten Zeit zu nehmen, um dieses Buch zu rezensieren. Warum? Die meisten Menschen lesen Rezensionen, bevor sie ein Buch kaufen, da sie hierdurch einen Eindruck bekommen, ob und wie der Inhalt des Buches den Leser erreicht hat. Eine kurze Rezension ist dabei ebenso hilfreich wie eine lange, sehr ausführliche. Um es auf den Punkt zu bringen:

Eine Rezension ist heutzutage die beste Werbung für ein Autorenwerk!

Wenn du den Schirner Verlag und seine Autoren neben dem Buchkauf auch anderweitig unterstützen willst, dann bitten wir dich: Schreibe für jedes Werk eine Rezension – vielleicht als persönliche Leseempfehlung für die Buchhandlung in deiner Nähe oder online, z. B. beim Schirner Verlag. Das wäre nicht nur eine Wertschätzung für die Autoren, sondern kann dazu beitragen, dass die Verkaufszahlen steigen und der Schirner Verlag auch in herausfordernden Zeiten Bestand hat.

WIE SCHREIBT MAN EINE REZENSION?

Grundsätzlich sollte eine Rezension aus der eigenen, subjektiven Sicht geschrieben werden, da es sich um eine persönliche Meinung handelt. Du kannst in zwei Sätzen deine Gedanken zu dem Buch äußern oder eine längere Rezension verfassen. Falls du nicht weißt, wie du beginnen sollst, hier ein paar Anregungen:

- War das Buch leicht verständlich geschrieben? Wie hat dir die Sprache gefallen? Wie empfandest du die Aufteilung der verschiedenen Themen?
- War es unterhaltsam? War es deiner Meinung nach mit Herzblut und Liebe geschrieben? Wie hat es auf dich gewirkt?
- Hat es dein Herz berührt? Konntest du dich wiederfinden?
- War es tief greifend genug? Hast du viel Neues gelernt?
- Hat es gehalten, was der Titel und die Buchbeschreibung versprochen haben? Hat es deine Erwartungen erfüllt?
- Was macht das Buch besonders? Warum sticht es heraus im Vergleich zu anderen Büchern, die ein ähnliches Thema behandeln?
- Würdest du das Buch weiterempfehlen oder verschenken?

Dankeschön

lesen, fliegen, landen
Schirner Verlag

Bildnachweis

Bilder von der Bilddatenbank www.shutterstock.com:

Schmuckelemente:
Blumenkranz # 1087011257 (© Flaffy), Eukalyptusblätter # 1793385796 (© Valentina Razumova)

Weitere Bilder:
S. 8: # 1038773611 (© Prostock-studio), S. 16: # 1761196796 (© Daisy Daisy), S. 20: # 709443859 (© Casya85), S. 29: # 1333481912 (© fizkes), S. 38: # 1126189880 (© fizkes), S. 41: # 692205310 (© fizkes), S. 48: # 233081299 (© Sveta Y), S. 50: # 112545314 (© eugen_z), S. 55: # 1522327829 (© mapman), S. 60: # 1347745718 (© Jacob Lund), S. 65: # 1821770318 (© Cloudy Design), S. 75: # 1212884572 (© bmphotographer), S. 80: # 234426658 (© Dziobek), S. 84: # 471583766 (© Smolina Marianna), S. 90: # 1210099039 (© Usacheva Ekaterina), S. 99: # 1755923120 (© fizkes), S. 106: # 1224463441 (© andrekoehn), S. 110: # 2015070674 (© Liliya Krauchanka), S. 121: # 1052227652 (© Nadin Panina), S. 128: # 1270820554 (© Feelvation), S. 138: # 199692839 (© LDprod), S. 143: # 403227142 (© Jiffy Avril), S. 146: # 327524795 (© Africa Studio), S. 150: # 1740698465 (© Jacob Lund), S. 159: # 609282206 (© Viktor Gladkov), S. 162: # 419676547 (© anselmus), S. 166: # 1165079260 (© SkyImages), S. 174: # 2055528011 (© energy creations), S. 180: # 520066774 (© NDAB Creativity)